Jutta Oppermann

Nutzen Sie die Schätze Ihres Imkers

Naturheilmittel mit Tradition für Ihre Schönheit & Gesundheit

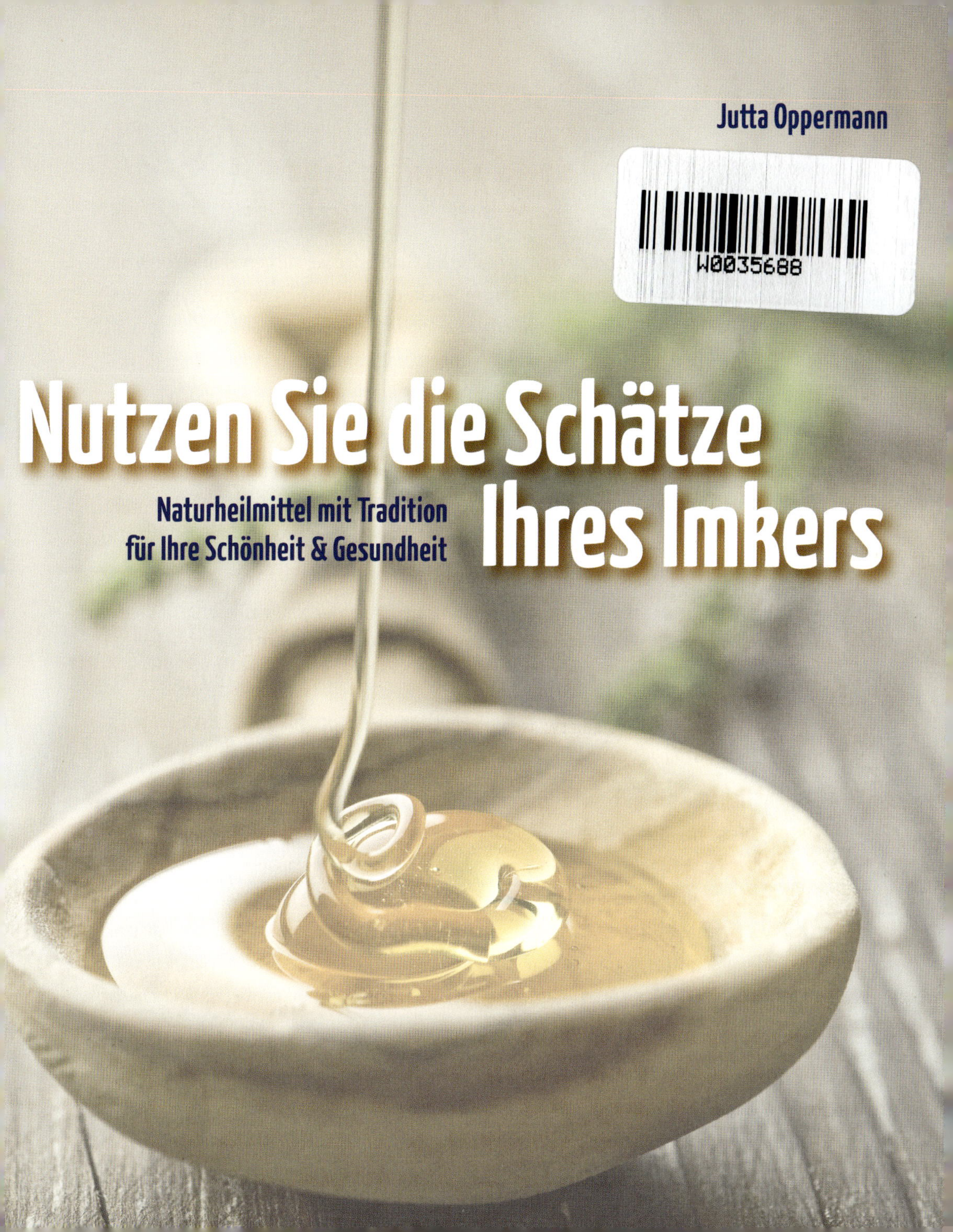

Kleines ABC des Bienenvolkes

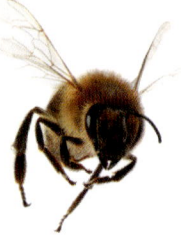

Apis mellifera: So lautet der wissenschaftliche Name der westlichen Honigbiene. Sie fliegt mittlerweile längst nicht mehr nur in ihrem ursprünglichen Verbreitungsgebiet, Europa, Afrika und Naher Osten, sondern wird von Imkern rund um den Erdball gehegt und gepflegt. Zur Art Apis mellifera zählen ungefähr 25 Unterarten.

Arbeiterinnen: Die weiblichen, unfruchtbaren Arbeitsbienen erfüllen je nach Alter unterschiedliche Aufgaben. Zunächst säubern sie als Putztrupp emsig den Bienenstock. Später pflegen und füttern sie die Larven. Ältere Arbeiterinnen bauen mit dem in ihren Drüsen gebildeten Wachs die Waben und bewachen den Bienenstaat. Im Alter von etwa 20 Tagen übernehmen sie dann die Aufgabe, Nektar und Pollen zu sammeln. Ihr arbeitsintensives Leben endet nach etwa 35 Tagen.

Bestäubung: Die wichtigste Aufgabe der Honigbienen in der Natur ist die Bestäubung von Pflanzen. Ohne die fleißigen Insekten könnten sich viele Bäume, Gräser, Blumen und Kräuter nicht verbreiten.

Bienenprodukte: Zu den vom Menschen genutzten Bienenprodukten gehören Propolis, Honig, Gelee Royale, Blütenpollen, Bienenwachs und Bienengift.

Bienenstich: Die Arbeitsbienen besitzen einen Giftstachel mit Widerhaken. Sticht das Insekt zu, bleibt der Stachel mit der Giftdrüse in seinem Opfer stecken. Die Biene selbst kommt dabei nicht ungeschoren davon: Nach dem Stich stirbt sie an ihrer Verletzung. Das Bienengift, das durch den Stachel in den Körper des Feindes gelangt, wird Apitoxin genannt. Es besteht aus einer Mischung verschiedener Eiweiße, die an der Einstichstelle Entzündungen auslösen und gerinnungshemmend wirken. Menschen mit Insektengiftallergie können bereits durch einen einzigen Bienenstich getötet werden.

Bienentanz: Bienen verständigen sich mithilfe des so genannten Schwänzeltanzes. Durch ihn werden Informationen über die Entfernung und Richtung von ergiebigen Futterquellen und geeigneten Nistplätzen weitergegeben.

Bienenvolk: Bienen leben in einem gut organisierten Staat zusammen. Er besteht aus einer Königin, maximal 60.000 Arbeiterinnen und bis zu 2.000 Drohnen.

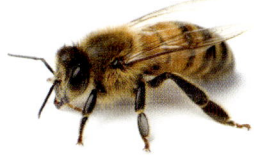

Drohnen: Die männlichen Drohnen sind größer als die weiblichen Arbeitsbienen. Sie besitzen keinen Giftstachel. Ihr Leben ist kurz, denn direkt nach der Begattung der Jungköniginnen sterben sie. Drohnen werden etwa drei bis vier Wochen alt. Sie entstehen aus unbefruchteten Eiern. Die Königin selbst entscheidet, ob ein Ei befruchtet wird oder nicht.

Jungköniginnen: Hat das Bienenvolk eine gewisse Größe erreicht, ziehen einige Arbeiterbienen mit der Königin aus dem Bienenstock aus und gründen einen neuen Staat. Etwa eine Woche später schlüpfen in der alten Behausung die Jungköniginnen, die von den Drohnen begattet werden. Ob sich aus einem Ei eine Jungkönigin oder eine Arbeiterin entwickelt, wird durch die Aufzuchtwabe und die Nahrung mitbestimmt: Nur Larven in großen Weisel- oder Königinnenzellen, die eine spezielle Nahrung, Gelee Royale genannt, erhalten, reifen zur Königin heran.

Königin: Sie ist die einzige Biene im Stock, die Eier legen kann, und zwar täglich bis zu 2.000 Stück. So sorgt sie für den Fortbestand ihres Volkes. Die Königin wird von den Arbeiterinnen gefüttert und gepflegt. Sie wird bis zu fünf Jahre alt, weil sie die beste Nahrung im Bienenstock erhält: Weiselfutter, auch Gelee Royale genannt.

Larven: Aus den Eiern, die die Königin legt, entwickeln sich Larven, die von den Arbeiterinnen mit Pollen, Nektar und körpereigenem Sekret aus den Kopfdrüsen gefüttert werden. Die Larven verpuppen sich und aus den Puppen schlüpfen später die jungen Bienen.

Weisel: Veralteter Name für die Bienenkönigin.

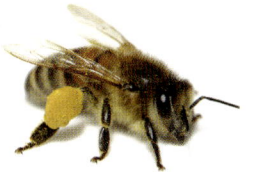

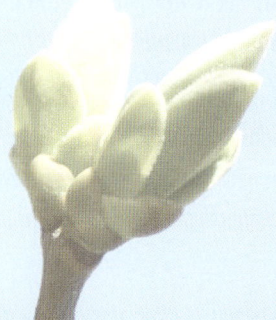

Impressum

Die Deutsche Bibliothek – CIP Einheitsaufnahme
Ein Titelsatz für diese Publikation ist bei der deutschen Bibliothek erhältlich.

Oppermann, Jutta
Nutzen Sie die Schätze Ihres Imkers, Naturheilmittel mit Tradition für Ihre Schönheit & Gesundheit – 1. Auflage –
Bielefeld: LebensBaum Verlag in J. Kamphausen GmbH, 2009
ISBN 978-3-92843-050-0

Projektleitung: Susann Obermeier, LebensBaum Verlag, Bielefeld
Lektorat: Dana Haralambie, Bonn
Gestaltungskonzeption, Umschlaggestaltung, Innenlayout: ad department Werbeagentur, Bielefeld
Abbildungen: Deutscher Bauernverlag, Sabine Rübensaat: Cover, S. 12, S. 13, S. 14, S. 16, S. 28, S. 29, S. 52, S. 68;
fotolia: Cover (5) S. 1, S. 2, S. 3 (2), S. 4, S. 9 (2), S. 10, S. 11, S. 13, S. 15, S. 21 (2), S. 27, S. 29, S. 36, S. 49, S. 54,
S. 69, S. 70, S. 76, S. 79, S. 83, S. 85, S. 96; Björn Gaus: S. 29, S. 31, S. 38, S. 40, S. 42, S. 47, S. 62, S. 64, S. 66;
Photo Alto: S. 24, S. 25, S. 43, S. 45, S. 56, S. 84; Robert Schwert: S. 23; Wikipedia: Cover, S. 13, S. 17, S. 37 (2),
S. 53, S. 58, S. 78
Druck: Media-Print, Paderborn

Hinweis für die Leser
Die Autorin hat bei der Erstellung dieses Buches mit Sorgfalt recherchiert und nur seriöse Quellen herangezogen
und verglichen. Dennoch können Verlag und Autorin keinerlei Haftung für etwaige Schäden übernehmen, die sich aus
der praktischen Umsetzung der in diesem Buch vorgestellten Anwendungen ergeben. Jeder Leser und jede Leserin
sollte in eigener Verantwortung entscheiden, wie mit den Informationen dieser Publikation umzugehen ist. Nehmen
Sie die Warnungen im Text ernst. Sprechen Sie, wenn Sie erkrankt sind, mit Ihren Therapeuten über die Anwendung.

Inhalt

Vorwort

Wer gesund sein will, der geht zum Imker

Arznei muss nicht immer bitter schmecken, um zu heilen. Die ursprünglichen Produkte aus dem Bienenstock sind der beste Beweis dafür. Propolis und Gelee Royale, Honig und Blütenpollen enthalten mehr als zweihundert urgesunde Nähr- und Vitalstoffe: Ihre Vitamine, Mineralstoffe und Spurenelemente, Kohlenhydrate, Aminosäuren, Enzyme, organischen Säuren, Flavonoide und anderen gesundheitlich wertvollen Pflanzenstoffe stärken unseren Körper, spenden ihm Energie und unterstützen ihn sanft, aber bestimmt bei der Heilung von vielen Krankheiten. Das enorme gesundheitsfördernde Potenzial der Bienenprodukte ist auf die Vielfalt dieser Inhaltsstoffe zurückzuführen.

Jedes Bienenprodukt hat ganz spezielle Talente. Die Stärken des Honigs liegen zum Beispiel in seiner Fähigkeit, die Wundheilung besser zu fördern als so manch bewährte Arznei der Schulmedizin. Propolis dagegen gilt als stärkstes natürliches Antibiotikum. Die keimtötenden Eigenschaften von Propolis sind dabei keine Entdeckung der Neuzeit, bereits die Pharaonen der Ägypter wussten davon. Ebenfalls seit alters her im Dienste der Menschen eingesetzt werden Blütenpollen. Sie kräftigen den Körper wie kaum ein anderes Naturheilmittel. Last but not least ist Gelee Royale nicht nur für die Herrscherin über das Bienenvolk lebensnotwendig, vielmehr dient sie auch den Menschen als wahrlich königliche und noch dazu außergewöhnlich gesunde Speise. Und Blütenpollen und Gelee Royale helfen auch auf unerwartetem Terrain bei Beschwerden: Hoch dosiert sind sie ein Segen für Krebspatienten, denn sie lindern die Nebenwirkungen von Chemotherapien.

Jeder Imker kann aus eigener Erfahrung eine Vielzahl von Geschichten zum besten geben, wenn er nach der heilsamen Wirkung von Bienenerzeugnissen im Alltag gefragt wird. So ist für viele Imker Honig und nicht kaltes Wasser als Erstversorgung bei Verbrennungen

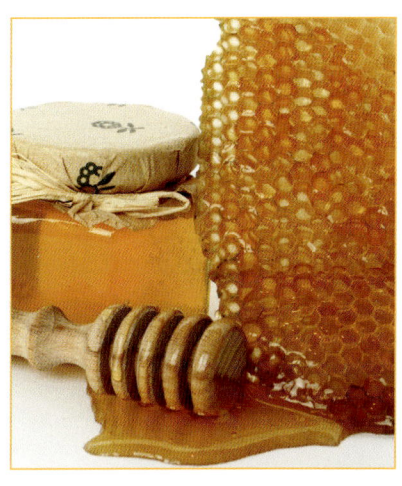

das Mittel der Wahl. Nicht zuletzt deswegen haben Wissenschaftler mittlerweile sogar ein spezielles Heilmittel aus Honig entwickelt, bei dem die verbrennungs- und wundheilende Wirkung des süßen Bienenproduktes zum Tragen kommt.

In Japan setzen die Menschen seit mehr als 80 Jahren und in Russland sowie Rumänien seit über einem halben Jahrhundert auf die gesunden Produkte aus dem Bienenstock. Sie haben einen eigenen Namen für ihre Form der Behandlung mit Honig und Co. gefunden: Apitherapie (von Apiformes = wissenschaftlicher Name für Bienen) wird die Behandlung von Krankheiten mit Bienenprodukten dort genannt. Mehr als 700 Krankheiten von Allergien über Lungenkrankheiten bis zum Zahnschmerz sind laut Aussage von Ärzten mit der Apitherapie bereits erfolgreich behandelt worden.

In diesem Buch erfahren Sie, wie sie die segensreichen Imkereiprodukte einfach und praktisch zur Stärkung, als Hausmittel gegen Beschwerden und zur Gesundheitsvorsorge einsetzen können. Nutzen Sie die gesunden Schätze der Bienen und tanken Sie täglich Wohlbefinden und Gesundheit aus dem Bienenstock!

Viele Imker hüten wahre Schätze. Suchen Sie sich einen Imker Ihres Vertrauens. Dort bekommen Sie die beste Qualität zu einem fairen Preis.

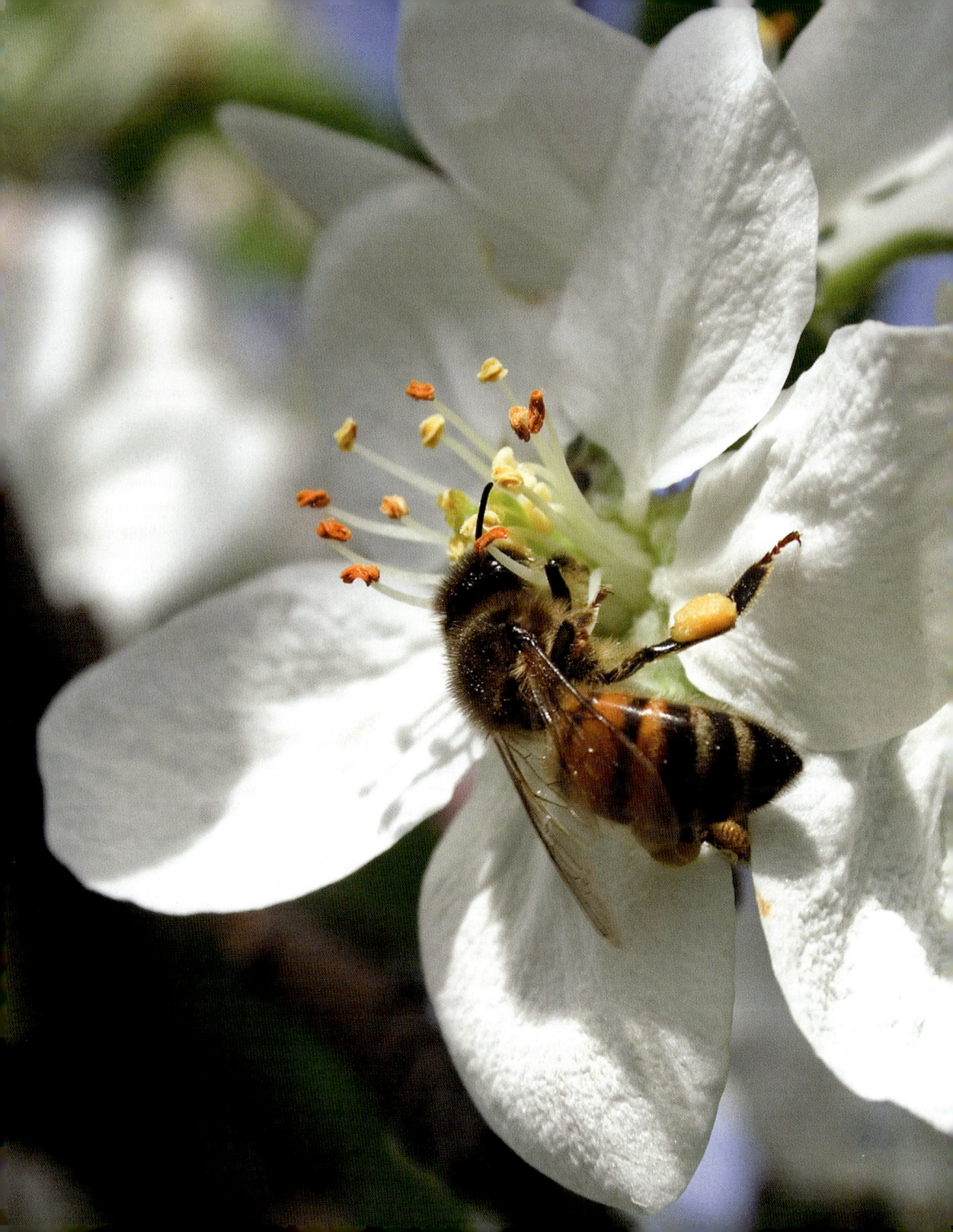

Einleitung: Naturschutz und Gesundheitsvorsorge

Einmalige Symbiose zwischen Mensch, Tier und Pflanze

Wenn es im Frühling wärmer wird, dann schwärmen die ersten Bienen auf der Suche nach ergiebigen Nektarquellen aus. Danach tragen Hunderttausende von Bienenvölkern allein in Deutschland im Laufe eines Jahres bis zu 30.000 Tonnen Honig zusammen. Der Verkauf des süßen Saftes und anderer Bienenprodukte stellt einen wichtigen Wirtschaftsfaktor dar, Bienenzucht ist aber weit mehr als das: Imker beteiligen sich mit ihrer Arbeit aktiv am Naturschutz, denn die Insekten sind seit Menschengedenken ein unverzichtbarer Teil unserer Ökosysteme. Sie leben in nahezu perfekter Symbiose mit Pflanzen zusammen.

Mehr als vier Fünftel aller blühenden Wild- und Kulturpflanzen werden von Bienen bestäubt. So tragen sie zum Artenreichtum unserer Umwelt bei. Ohne die fleißigen Insekten müssten wir auf die bunte Pracht der Wiesenblumen und Orchideenarten wohl verzichten. Sie wären vom Aussterben bedroht – und alle Tiere, die von diesen Pflanzen und ihren Samen leben, ebenfalls.

Ohne Bienen sähe allerdings nicht nur die Natur trostlos aus, auch die landwirtschaftlichen Betriebe und letztlich wir Konsumenten würden vor arge Probleme gestellt. Denn auch Nutzpflanzen wie Raps, verschiedene Gemüse, Beerensträucher und Obstbäume wie Kirsch-, Apfel- und Zwetschgenbäume werden von Bienen bestäubt.

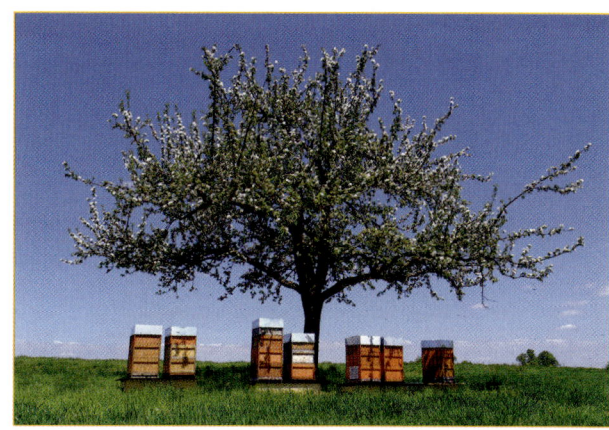

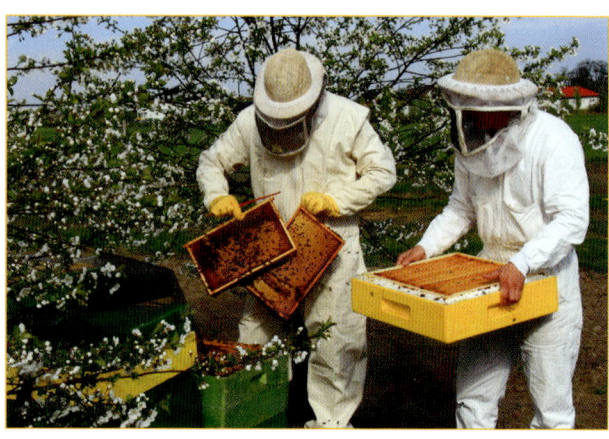

Ohne sie würden diese Pflanzen weder Früchte tragen noch sich vermehren. In den USA wird der Wert, den Bienen mit ihrer Bestäubungsaktivität erwirtschaften, auf jährlich 14,6 Milliarden Dollar geschätzt.

Die Imkerei genießt seit jeher ein hohes Ansehen in Deutschland. Ihre Produkte verkörpern Ursprünglichkeit, Natürlichkeit und Gesundheit. Und das nicht ohne Grund: Die Mehrzahl der Imker zeichnet sich dadurch aus, dass sie ihre Schützlinge nicht gnadenlos ausbeutet. Im Gegenteil: Nur durch die gegenseitige Rücksichtnahme kann sich eine fruchtbare Symbiose zwischen Mensch und Insekt mit beiderseitigem Vorteil entwickeln – ähnlich der zwischen Pflanzen und Bienen.

Ihren ökologischen Auftrag nehmen verantwortungsbewusste Imker sehr ernst, auch wenn das in diesen Zeiten nicht immer einfach ist. Denn viele verdienen kaum einen Cent an ihrem harten Geschäft: Nebenerwerbsimker betreiben ihr „Hobby" häufig aus reiner Passion: Ihre Arbeit wird nicht mit Geld entlohnt, viele erhalten günstigstenfalls gerade einmal das zurück, was sie investiert haben.

Auch professionelle Imker kämpfen häufig nur um ihre Existenz und nicht um große Profite: zum Beispiel mit Krankheitserregern wie der Varroa-Milbe, die jüngst ganze Populationen dahingerafft hat, und mit dem Markt und seinen Dumping-Preisen. Nervengifte in Pflanzenschutzmitteln dezimieren hunderte von Bienenvölkern und Millionen von Bienen.

Importhonig, oft von zweifelhafter und nicht kontrollierter Herkunft und Qualität, verdirbt die Preise und gefährdet die Existenz vieler heimischer Imker.

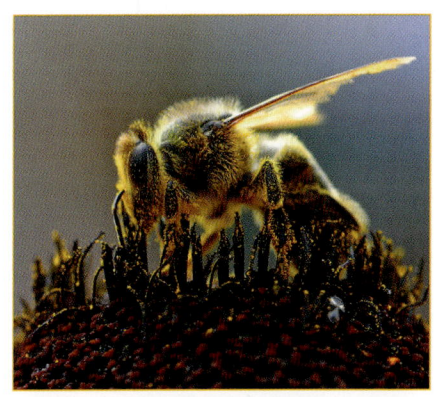

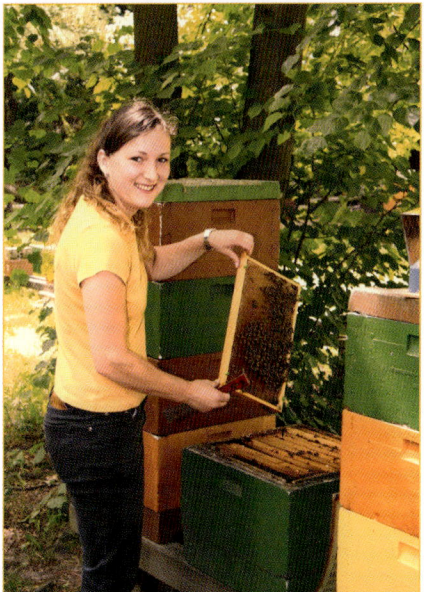

Ohne Leidenschaft an der Imkerei und ohne Liebe zur Natur kann sich hierzulande kein Imker der aufwändigen und wenig einträglichen Arbeit verschreiben. Verbraucher können daraus lernen: wer allzu sehr spart, der unterstützt aktiv diejenigen Anbieter, denen der eigene Gewinn näher ist als die Qualität der Produkte und die Gesundheit der Verbraucher. Qualitativ hochwertige Bienenprodukte, die strengen Gesetzen unterworfen sind und regelmäßig kontrolliert werden, haben ihren Preis und verdienen ihn auch.

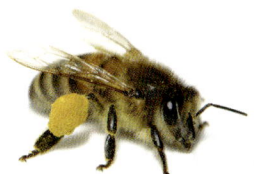

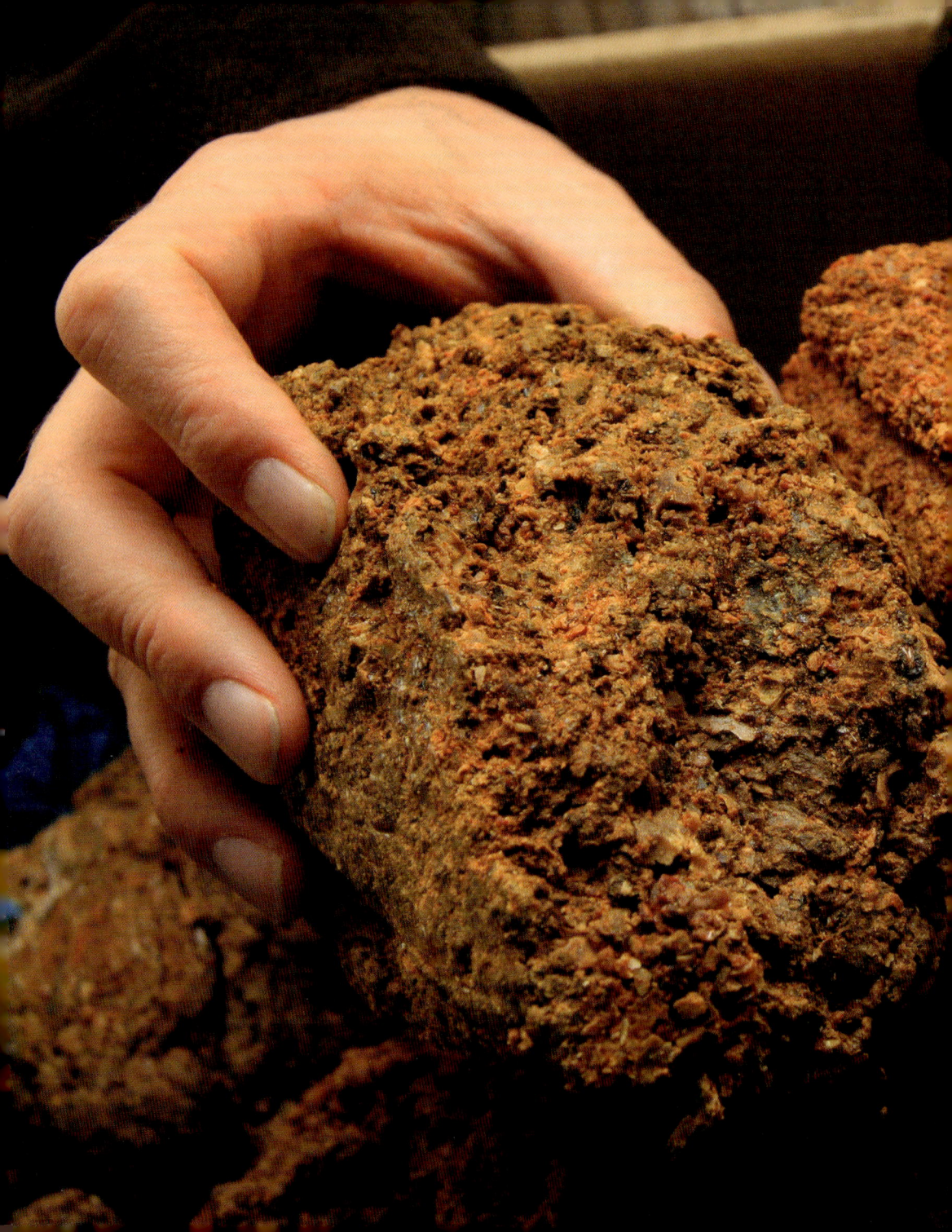

1 Propolis – das stärkste natürliche Antibiotikum

Perfekter Schutz gegen ungebetene Gäste

Bienen produzieren nicht nur ihre eigene Nahrung selbst, sie haben auch ein hochwirksames Abwehrmittel gegen Eindringlinge in den Bienenstock entwickelt: das Bienenharz Propolis. Es ist grünlich-braun bis rötlich gefärbt und hat eine klebrige Konsistenz.

Zur Herstellung von Propolis sammeln Arbeitsbienen das Harz von Wunden und Blattknospen verschiedener Bäume, darunter Birken, Buchen, Erlen, Fichten, Pappeln, Kastanien, Ulmen und Weiden. Im Bienenstock wird das Harz dann mit körpereigenen Sekreten, Wachs und Pollenbalsam, einer öligen Substanz aus dem Überzug der Pollenhüllen, vermischt. Von dem so entstandenen Gemisch, das nun Propolis genannt wird, produziert ein großes

Bienenvolk hierzulande gerade einmal 50 bis 150 Gramm pro Jahr.

Die Bienen nutzen das kostbare Harz als Kitt. Sie verkleben damit die Waben und dichten Ritzen im Bienenstock ab. Das schützt ihre Behausung optimal vor Hitze, Kälte und Regen.

Im Inneren des Stocks herrschen daher recht konstant Temperaturen von etwa 37 Grad Celsius und eine hohe Luftfeuchtigkeit. Das sind ideale Bedingungen für die Ausbreitung von Krankheitskeimen. Zum Glück hilft das Bienenharz auch in diesem Fall. Denn Propolis eignet sich nicht nur hervorra-

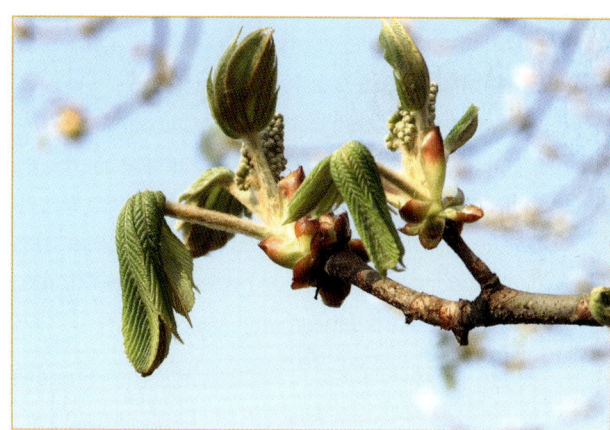

gend als Baustoff, vielmehr wirkt es auch antibiotisch, hemmt also die Vermehrung von Krankheitserregern. Die Arbeiterinnen bestreichen

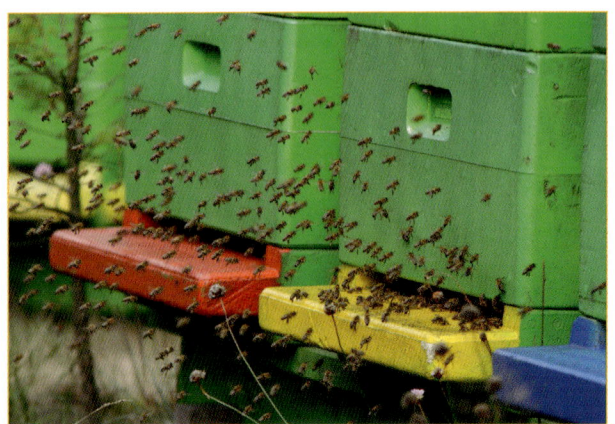

deswegen den Eingang des Bienenstocks mit Propolis und nutzen es zum Balsamieren von ungebetenen tierischen Gästen.

Dringt zum Beispiel eine Maus in den Bienenstock ein, wird sie von den Bewohnern getötet, aber nicht abtransportiert, weil sie dafür zu schwer ist. Normalerweise würde die Maus nun verwesen. Bakterien würden sich dabei explosionsartig vermehren und für die Bienen zum unkalkulierbaren Risiko werden. Zu ihrem Schutz hüllen die Bienen den Eindringling deswegen in Propolis ein. Das verhindert die bakterielle Zersetzung des Körpers, die Maus wird dabei mumifiziert.

Die konservierende Eigenschaft von Propolis haben bereits die Ägypter zur Pharaonenzeit gekannt. Sie haben ihre Toten mit dem Harz einbalsamiert. Dadurch können wir ihre Herrscher noch heute, mehrere Tausend Jahre nach ihrem Tod, als Mumien betrachten.

Propolis hemmt nicht nur das Wachstum von Bakterien, auch die Vermehrung von Pilzen und von einigen Virenarten ist unter dem Einfluss des Bienenharzes eingeschränkt. Damit ist Propolis das stärkste natürliche Antibiotikum, das wir kennen. Bereits der Name weist auf die wehrhafte Wirkung des Harzes hin: **Im Griechischen heißt Propolis „vor (= pro) der Stadt (= polis)".** Übertragen auf den Bienenstaat bedeutet das: Feindliche Bakterien, Viren und Pilze sind im Bienenstaat nicht erwünscht, das „Abwehrschild Propolis" sorgt für verlässlichen Schutz.

Imker gewinnen Propolis meist dadurch, dass sie feinmaschige Gitter im Bienenstock anbringen. Die Bienen kitten die Maschen mit Propolis aus. Der Imker kann das Bienenharz anschließend abkratzen. Für die Bienen ist das Kitten der Gitter nur ein kleiner Mehraufwand, der dem Volk nicht schadet.

Naturheilmittel mit Tradition

Seit Jahrtausenden – in der Antike ebenso wie zu Zeiten Napoleons und im 20. Jahrhundert – setzen Menschen den angenehm harzig duftenden Bienenkitt für die eigene Gesundheit ein. Bereits der griechische Philosoph Aristoteles (384 – 322 v. Chr.) schätzte die heilende Wirkung von Propolis.

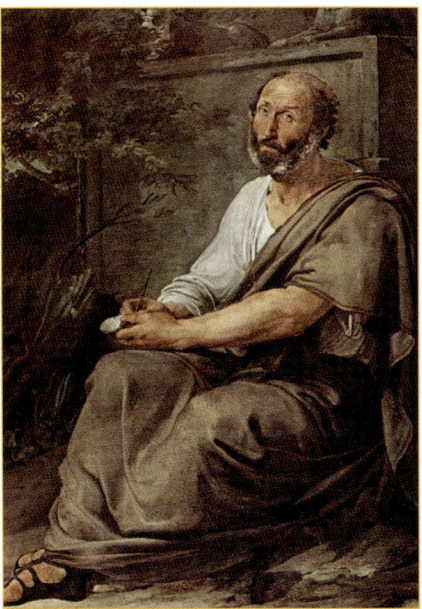

Er empfahl, das Harz bei eitrigen Wunden und anderen Verletzungen einzusetzen. Noch im Zweiten Weltkrieg wurde Propolis von der russischen Armee bei Kriegsverletzungen als natürliches Wundheilmittel angewendet.

Danach geriet die Substanz aufgrund der Massenproduktion von synthetischen Antibiotika jedoch mehr und mehr in Vergessenheit. Erst in jüngerer Zeit erlebt das Kittharz eine Renaissance, denn immer mehr wissenschaftliche Arbeiten über die antibiotische Wirkung von Propolis wurden veröffentlicht. Heute wird das Harz nicht nur in der Naturheilkunde erfolgreich angewendet, sondern auch in pharmazeutischen Produkten verarbeitet. Propolis ist damit längst mehr als ein Geheimtipp gegen Erkältungen und zur Wundheilung.

Propolis und seine wichtigsten Wirkstoffe

Propolis enthält bis zu 55 Prozent Harze und Balsam, bis zu 40 Prozent Wachs, bis zu 10 Prozent antibiotisch wirkende ätherische Öle, bis zu 5 Prozent Blütenpollen und in Spuren eine Vielzahl von Vitalstoffen wie Vitamine, Mineralstoffe, Spurenelemente und gesundheitsfördernde Pflanzenstoffe. Die genaue Zusammensetzung von Propolis kann variieren. Sie hängt davon ab, von welchen Bäumen das Harz stammt und zu welcher Jahreszeit es von den Bienen gesammelt wurde.

Die wohl wichtigsten Wirkstoffe des in Europa gewonnenen Propolis sind Flavonoide und ein Gemisch aus **Kaffeesäure-Abkömmlingen**.

Wissenschaftlichen Untersuchungen zufolge stärken diese so genannten Derivate der Kaffeesäure das Immunsystem und wirken entzündungshemmend, antioxidativ und gegen Pilze, Viren und Bakterien (Quellen: J. Holz, 1999; I. Merfort, 1999). Es gibt außerdem Hinweise darauf, dass bestimmte Kaffeesäureester im Propolis Krebs vorbeugen können, da sie aufgrund ihres antioxidativen Potenzials lebende Zellen vor den schädigenden Einflüssen freier Radikale schützen (Quelle: C. E. Carrasco-Legleu et al., 2006).

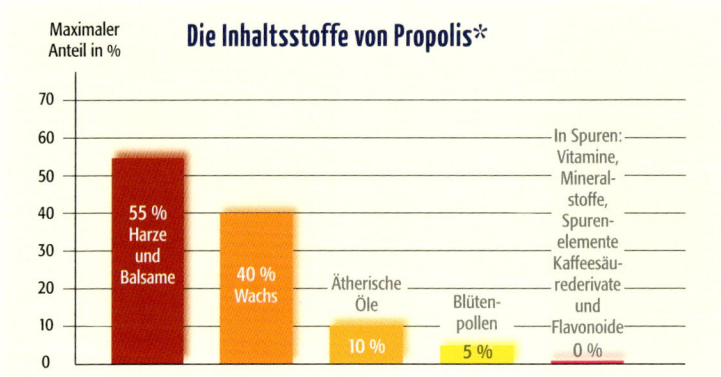

* Die Grafik gibt Maximalwerte an. Das Mengenverhältnis der einzelnen Nähr- und Wirkstoffe im Propolis kann stark schwanken.

Eine Vielzahl von verschiedenen **Flavonoiden** wie Pinocembrin und Pinobanksin sind ebenfalls für die antibiotische und antivirale Wirkung von Propolis verantwortlich (Quellen: B. A. Graf et al., 2005; M. Hamburger, 2001). Darüber hinaus sind die Flavonoide sehr starke Antioxidantien und damit aktiv am Schutz unserer Zellen beteiligt. Flavonoide sind natürliche Pflanzenfarbstoffe, die in vielen Gemüse- und Obstsorten vorkommen. Allerdings nimmt der Mensch häufig nicht genug von diesen urgesunden Pflanzenstoffen auf.

Neben den Kaffeesäureabkömmlingen und den Flavonoiden kommen in dem Bienenharz lebensnotwendige Vitamine vor, die folgende Funktionen in unserem Körper übernehmen:

♦ **Vitamine A, C, E** – sie stärken das Immunsystem und schützen aufgrund ihrer antioxidativen Eigenschaften die Zellen und die Blutgefäße.
♦ **Vitamin H** – das Schönheitsvitamin pflegt Haut und Haare.
♦ **B-Vitamine** – diese Vitalstoffe sind Nahrung für die Nerven und regen den Stoffwechsel auf vielen Ebenen an.

Propolis liefert eine Vielzahl von lebensnotwendigen Mineralstoffen und Spurenelementen, die für den Stoffwechsel und als Bauelemente für unsere Körpersubstanz unverzichtbar sind. Dazu gehören:

♦ **Eisen:** Das Spurenelement ist wichtig für die Blutbildung, die Muskelfunktion, das Immunsytem und das Wachstum von Haut und Haaren.
♦ **Kalium:** Der Mineralstoff wird für den Wasserhaushalt und das Säure-Basen-Gleichgewicht benötigt. Er spielt eine Rolle bei der Erregbarkeit der Zellen, bei der Leitung von Nervenreizen und bei der Muskelkontraktion.

- ◆ **Kalzium:** Die Substanz ist am Aufbau von Zähnen und Knochen beteiligt. Außerdem reguliert Kalzium die Reizleitung von Muskeln und Nerven und wirkt antientzündlich.
- ◆ **Kupfer:** Als Bestandteil von Enzymen ist Kupfer an vielen Stoffwechselvorgängen beteiligt. Es fördert die Elastizität der Haut und ist Baustein des roten Blutfarbstoffes.
- ◆ **Magnesium:** Das Mineral schützt Herz und Blutgefäße und hilft gegen Muskelkrämpfe. Als Anti-Stress-Mineral wird Magnesium bei Belastungen in größeren Mengen gebraucht.
- ◆ **Mangan:** Das Spurenelement ist Bestandteil vieler Hormone und Enzyme. Es hilft bei der Abwehr von freien Radikalen und wird für die Blutbildung benötigt.
- ◆ **Selen:** Die Substanz schützt körpereigene Substanzen vor der Zerstörung durch freie Radikale, unterstützt das Immunsystem und verzögert das Altern der Haut.
- ◆ **Zink:** Das Spurenelement schützt vor Schäden durch freie Radikale, es regt das Immunsystem an und unterstützt die Wundheilung. Zink sorgt für schöne Haut und Haare.

Viele Vitalstoffe kommen nur in geringen Mengen im Propolis vor. Ihre einzigartige Zusammensetzung macht sie dennoch sehr wirkungsvoll.

Enzyme sind Biokatalysatoren, die Stoffwechselprozesse steuern, indem sie chemische Reaktionen beschleunigen, hemmen und überhaupt erst ermöglichen.

Basiswissen: Gesundheitsgefahr durch freie Radikale

Freie Radikale sind sehr reaktionsfreudige Moleküle, die körpereigene Strukturen wie die Außenhülle von Zellen, Eiweiße oder unsere Erbanlagen schädigen können. Die Radikale oxidieren für unseren Körper nützliche chemische Verbindungen und machen diese dadurch funktionsuntüchtig (der Fachmann spricht hier von oxidativem Stress für den menschlichen Organismus). Auf Dauer lösen sie so Krankheiten aus und lassen uns vorzeitig altern. Wird die Erbsubstanz durch die aggressiven Moleküle angegriffen, dann kann sogar Krebs entstehen.

Bei Stress, körperlichen Höchstleistungen, Krankheiten, Umweltbelastungen und übermäßigem Alkoholkonsum sowie beim

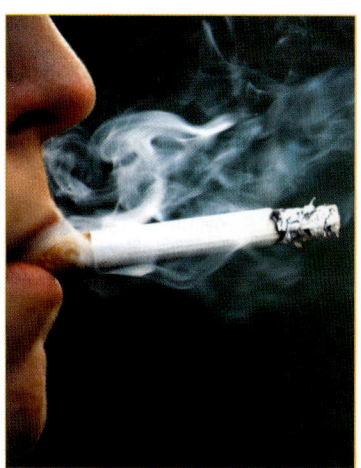

Rauchen und unter dem Einfluss von UV-Strahlung werden freie Radikale vermehrt gebildet. Das Entstehen der Radikale kann selbst bei noch so gesunder Lebensweise nicht völlig vermieden werden. Allerdings gibt es Helfer in unserer Nahrung, die dem gesundheitsgefährdenden Treiben der Moleküle Schranken setzen: die so genannten **Antioxidantien**. Sie wandeln die freien Radikale in harmlose Stoffwechselprodukte um und verhindern so, dass die Radikale dem Organismus schaden.

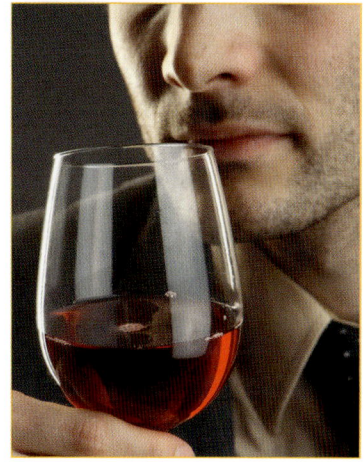

Propolis enthält in Form von Kaffeesäure-Abkömmlingen, Flavonoiden, Vitaminen, Mineralstoffen und Spurenelementen gleich einen ganzen Cocktail von Antioxidantien.

Propolis in der Anwendung

Propolis weist eine Vielzahl von gesundheitsfördernden Eigenschaften auf. In vielen klinischen Studien wurde die Wirksamkeit des Bienenharzes nachgewiesen. Im Folgenden finden Sie eine Auswahl an Krankheiten, bei denen Propolis Ihnen helfen kann.

Stark bei Erkältungen

Erkältungskrankheiten stellen sich bei den meisten Menschen in schöner Regelmäßigkeit ein. Sie beginnen mit Niesattacken, einem Kratzen im Hals, Kopfschmerzen und enden nicht selten mit Fieber, Schwäche und Husten. Wichtig ist es, im Falle eines Falles ein geeignetes, sanft wirkendes Mittel im Haus zu haben, um den von Bakterien und Viren verursachten lästigen Beschwerden möglichst frühzeitig Einhalt zu gebieten.

Hier hilft Ihnen Propolis. Es regt das körpereigene Immunsystem an und hat in vielen Studien gezeigt, dass es aufgrund seiner Inhaltsstoffe, den Flavonoiden und Kaffeesäure-Verbindungen, sehr gut mit Bakterien, aber auch mit einigen Viren fertig wird. Dadurch kann es die Heilung von Erkältungen und Infektionen der Atemwege vorantreiben. Aber damit nicht genug: Selbst bei chronischer Bronchitis und akuten Nasennebenhöhlen-Entzündungen hat das Bienenwachs Wirkung gezeigt (Quellen: J. Holz, 1999; I. Matel et al., 1976).

Mit Propolis gegen Helicobacter pylory?

Helicobacter pylory ist ein Bakterium, das Magen- und Zwölffingerdarmgeschwüre auslöst und als ein bedeutender Risikofaktor für Magenkrebs gilt. Versuche im Reagenzglas und erste Untersuchungen am Menschen deuten darauf hin, dass Propolis unterstützend bei Helicobacter pylory eingesetzt werden kann (Quelle: L. G. Vaz Coelho et al., 2007).

Hervorragend gegen Entzündungen

Propolis ist dafür bekannt, dass es Entzündungen lindern kann. Verantwortlich für diese Eigenschaft sind laut Forschermeinung vor allem die Kaffeesäure-Abkömmlinge in dem Bienenharz. Die entzündungshemmende Wirkung von Propolis übersteigt nach einer wissenschaftlichen Untersuchung in Oxford die der Acetylsalicylsäure – das ist der Wirkstoff vieler Kopfschmerztabletten – um das Doppelte (Quelle: S. Stangaciu, T. Schachtner, 1999).

Der Rumäne Dr. Stefan Stangaciu hat mit der Anwendung des Bienenharzes als Arzt und Apitherapeut sehr viel praktische Erfahrung gesammelt und empfiehlt die Anwendung von Propolis bei Entzündungen:

◆ der Atemwege,
◆ der Bindehaut,

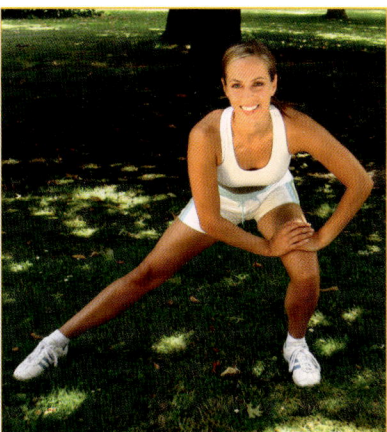

◆ der Gelenke,
◆ der Harnwege und Nieren,
◆ der Leber und der Galle,
◆ des Magen-Darm-Traktes,
◆ der Magenschleimhaut,
◆ der Nase und Nasennebenhöhlen,
◆ der Ohren,
◆ der Sehnenscheiden und
◆ des Zahnfleischs.

Vor allem bei akuten entzündlichen Gelenkbeschwerden zeigt Propolis seine Stärken. Wo Packungen und konventionelle schmerzstillende Salben nicht helfen, ist Propolis oft das Mittel der Wahl. Insbesondere beim Tennisarm, eine Entzündung von Muskeln, Sehnen und Sehnenscheiden im Ellbogen, die meist bei einseitiger Belastung oder Überlastung entsteht, kann eine Propolissalbe lindernd wirken. Erste Hinweise gibt es auch darauf, dass Propolis erfolgreich bei Darmentzündungen eingesetzt werden könnte, die mit Infektionen einhergehen, wie bei der bakteriellen Kolitis (Quelle: L. R. Fitzpatrick et al., 2001).

Balsam für die Haut

Propolis ist Balsam für angegriffene, gestresste und kranke Haut. Als natürliches Antibiotikum beugt es Infektionen vor, und aufgrund seiner entzündungshemmenden Eigenschaften beruhigt es die Haut. Hinzu kommt die schmerzlindernde Wirkung von Propolis. Nicht zuletzt fördern die hautfreundlichen Vitamine A und H Regenerationsprozesse und beschleunigen so die Wundheilung.

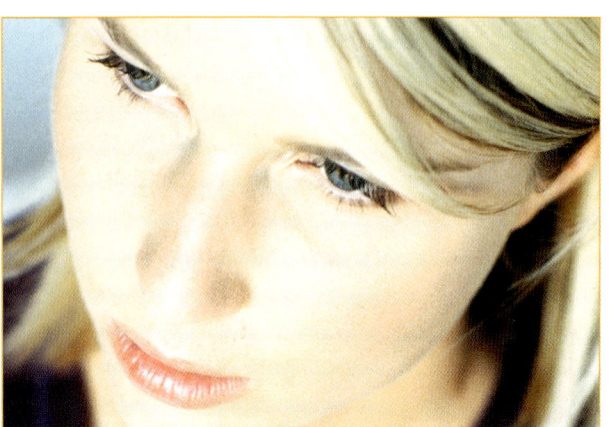

Aufgrund seines breiten Wirkungsspektrums kann das natürliche Antibiotikum bei vielen Hautkrankheiten von Akne über Herpes bis zur Schuppenflechte unterstützend eingesetzt werden (Quellen: P. Uccusic, 2001; E. Langner, H. Schilcher, 1999; N. Ledon et al., 1997).

Entzündungshemmende Propolissalben stehen bei Naturheilkundlern und Alternativmedizinern deswegen hoch im Kurs.

Auf einen Blick:
Propolis hilft bei vielen Hautproblemen

- ◆ Abszesse
- ◆ Ekzeme
- ◆ Fußpilz
- ◆ Hautunreinheiten
- ◆ Herpes
- ◆ Hühneraugen
- ◆ Leichte Formen der Gürtelrose, Neurodermitis und Schuppenflechte
- ◆ Sonnenbrand
- ◆ Verletzungen der Haut (leichte Schnitt-, Schürf- und Brandwunden)
- ◆ Warzen

Ihrem Zahnfleisch und den Zähnen zuliebe

Wer Wert auf ein gepflegtes, strahlendes Lächeln legt, für den ist regelmäßiges Zähneputzen und Mundhygiene Pflicht.

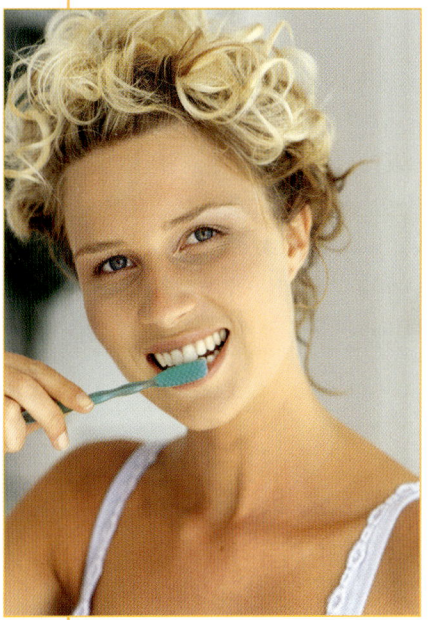

Allerdings ist Zahnpflege nicht gleich Zahnpflege.
Propolis-Produkte haben vielen anderen Mitteln einiges voraus,

denn sie wirken gleich auf mehreren Ebenen: Aufgrund ihrer antibakteriellen Eigenschaften beugen sie Karies vor, sie hemmen Entzündungen des Zahnfleischs und sie beseitigen lästigen Mundgeruch (Quelle: D. Rohwedder, B. H. Havsteen, 1987).

In einer klinischen Studie des Higher Medical Institute in Bulgarien haben Wissenschaftler die Wirkung einer propolishaltigen Zahnpasta untersucht (Quelle: P. I. Botushanov et al., 2001). Die 42 Versuchsteilnehmer putzten sich 28 Tage lang die Zähne mit dieser Creme. Das Resümee der Wissenschaftler hat selbst Skeptiker überzeugt: Die Zahnpasta beseitige sehr gut Zahnbelag, verhindere die Neubildung von Plaque und hemme Zahnfleischentzündungen. Bestätigt wird dieses Ergebnis durch eine Untersuchung am Department of Oral Biology in Israel. Forscher stellten fest, dass Propolis die Vermehrung des kariesauslösenden Bakteriums Streptococcus mutans hemmt (Quelle: D. Steinberg et al., 1996).

Wirksam gegen Pilze und Parasiten

Nicht nur gegen Bakterien und Viren kann Propolis einiges ausrichten, im Kampf gegen Pilze zeigt sich das Bienenharz ebenfalls von seiner starken Seite. So hemmt Propolis das Wachstum von Schimmelpilzen der Gattung Aspergillus und von so genannten Dermatophyten, Fadenpilzen, die die Haut infizieren (Quelle: C. Cafarchia et al., 1999). Auch gegenüber dem Hefepilz Candida albicans, der die Haut und die Schleimhäute befällt, hat sich Propolis als hilfreich erwiesen (Quelle: S. Silici et al., 2005). Candida kann massivste Beschwerden vom Haarausfall bis zu Verdauungsproblemen auslösen.

Darüber hinaus haben Wissenschaftler entdeckt, dass das Bienenharz erfolgreich gegen Trichomonas vaginalis eingesetzt werden kann (Quelle: H. Suchy, 1977). Trichomonas vaginalis ist ein einzelliger Parasit, der vor allem Entzündungen der weiblichen Geschlechtsorgane und der Harnröhre hervorruft.

Schutz rundum

Propolis enthält eine ganze Armada sehr guter Antioxidationsmittel: Vor allem Kaffeesäure-Abkömmlinge, daneben aber auch Flavonoide, die Vitamine A, C und E sowie Mangan, Selen und Zink tragen dazu bei, dass das Bienenharz dem Treiben freier Radikale Einhalt gebieten kann (Quelle: S. Scheller et al., 1990). Dadurch hilft Propolis, Menschen vor Krankheiten, die durch diese Radikale ausgelöst werden, zu bewahren.

Alternde Haut, Altersflecken und Falten gehen auf die Wirkung freier Radikale zurück. Nahezu alle im Alter auftretenden Krankheiten werden von freien Radikalen mit ausgelöst. Dazu gehören Alzheimer, Herzinfarkt, Schlaganfall und Krebs.

In einer Vielzahl von Untersuchungen wurde das schützende Potenzial von Propolis nachgewiesen. Tierversuche brachten dabei unter anderem folgende Wirkungen ans Licht:

- Propolis schützt die DNS, unsere Erbsubstanz, vor Schäden, die durch Gammastrahlung ausgelöst werden (Quelle: A. Montoro et al., 2005). Gammastrahlen werden beim radioaktiven Zerfall freigesetzt.
- Propolis bewahrt das Nervensystem und das Gehirn vor der Zerstörung durch freie Radikale (Quelle: M. Schimazawa et al., 2005).
- Propolis wirkt sich positiv auf den Blutcholesterin- und Blutzuckerspiegel aus. Es schützt die Blutfette vor der Oxidation und damit vor Schäden durch freie Radikale (Quelle: H. U. Fuliang et al., 2005).

Gesunde Spermien

Aufsehen erregt hat 2006 eine Studie der Universität in Catania, Italien. Forscher wiesen mit ihr nach, dass Propolis die Fruchtbarkeit bei Männern fördern kann (Quelle: A. Russo et al., 2006). Der Hintergrund: Das Bienenharz schützt die Erbsubstanz menschlicher Spermien vor der Zerstörung;

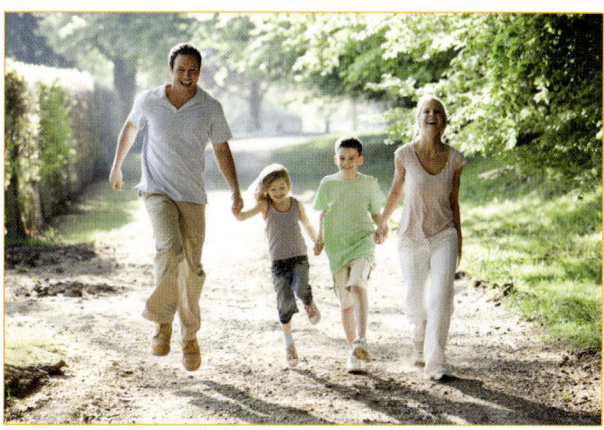

dadurch wird Funktionsstörungen und Unfruchtbarkeit vorgebeugt. Die Spermien wurden in der Studie Benzopyren und Wasserstoffperoxid ausgesetzt. Diese hochreaktiven Substanzen schädigen organische Strukturen, indem sie diese oxidieren und so ihrer Funktion berauben. Sie wirken damit wie freie Radikale.

Benzopyren ist in Auto- und Industrieabgasen enthalten, entsteht beim Rauchen und beim Grillen. Die chemische Verbindung gilt als hochgradig krebserregend. Wasserstoffperoxid ist ein starkes Desinfektionsmittel und wird in Haarfärbemitteln eingesetzt. Auf der Haut wirkt es ätzend und zerstört die Zellen.

Die italienischen Forscher fanden heraus, dass Propolis-Extrakt aufgrund seines antioxidativen Potenzials in der Lage ist, die Spermienmembranen vor den oxidativen Attacken von Benzopyren und Wasserstoffperoxid zu schützen und so die Spermien im Inneren vor Schäden zu bewahren.

Beugt Propolis Krebs vor?

Experten sind überzeugt davon, dass Propolis vor Krebs schützen kann, weil es das körpereigene Abwehrsystem stimuliert und mit seinen vielen Antioxidantien die Erbsubstanz vor Schäden bewahren kann. Bestätigt wird diese Ansicht durch einige wissenschaftliche Untersuchungen an Menschen, an Tieren und an Zellen im Reagenzglas.

Beispielsweise zeigten Studien der Universität von Zagreb (Kroatien) aus den Jahren 2004 und 2005, dass mit Propolis der Entstehung von Krebs bei Mäusen vorgebeugt und das Wachstum von Tumoren um bis zu 51 Prozent gehemmt werden kann (Quellen: N. Orsolic et al., 2004, 2005).

Außerdem haben Forscher in Tests an Menschen nachgewiesen, dass Kaffeesäure-Phenetyl-Ester, ein Wirkstoff des Propolis, die Vermehrung von Krebszellen des menschlichen Darms einschränkt, und dass Propolis Krebszellen der Haut abtöten und vor Brustkrebs schützen kann (Quellen: C. N. Chen et al., 2006; D. Xiang et al., 2006; R. Padmavathi, 2006).

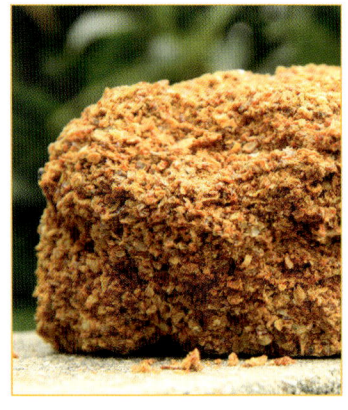

Um nicht zu hohe Erwartungen zu wecken: Die wissenschaftlichen Versuche wurden mit hochdosiertem Propolis oder isolierten Wirkstoffen des Bienenharzes durchgeführt – mit dem regelmäßigen Gebrauch von Propolis kann Krebs sicherlich nicht vollständig geheilt werden. Einige antioxidativ wirksame Inhaltsstoffe sind jedoch Hoffnungsträger für eine wirksame, unterstützende Behandlung zusätzlich zu Chemotherapien oder zur Krebsvorbeugung. Zuversichtlich für die Zukunft stimmen auch Wissenschaftler der Ruhruniversität Bochum: Sie entwickeln derzeit ein Antikrebsmittel auf Propolisbasis. Bis zur Marktreife des Produktes werden allerdings noch ein paar Jahre ins Land gehen.

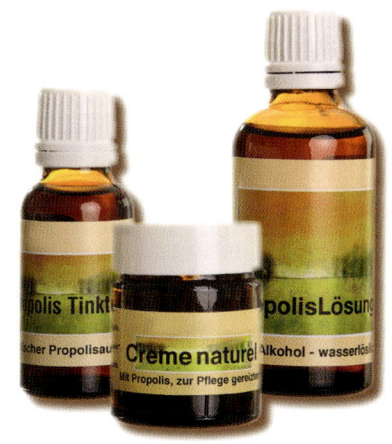

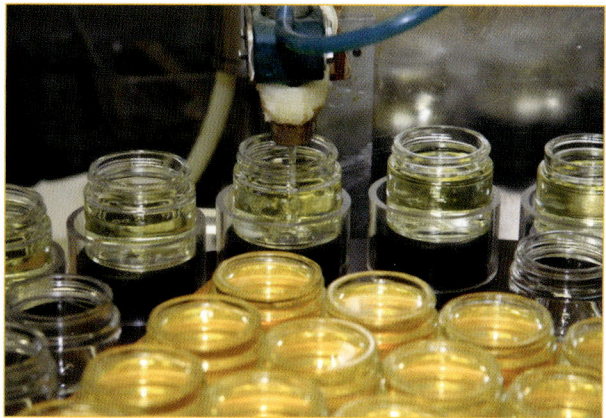

Anwendungsempfehlungen von A bis Z

Propolis wird wegen seiner starken antientzündlichen, antibiotischen und antioxidativen Wirkung in der Naturheilkunde innerlich und äußerlich angewendet, insbesondere in Form von entzündungshemmenden Salben und Mundwässern. Darüber hinaus wird das Bienenharz auch als Mittel gegen Infektionskrankheiten und Abwehrschwäche sowie zur Stärkung der Widerstandsfähigkeit bei gesunden Menschen geschätzt. In der Krebstherapie wird es begleitend zu anderen Behandlungsformen eingesetzt.

In Europa sterben jährlich 50.000 Menschen durch Keime, die gegen Antibiotika resistent geworden sind.

Alternativmediziner sehen den Vorteil von Propolis gegenüber herkömmlichen Antibiotika darin, dass das Bienenharz die Besiedelung des Darms durch natürliche Bakterien nicht zerstört. Dadurch bleibt das Verdauungssystem im Gleichgewicht. Zudem ruft Propolis keine Resistenzen bei Bakterien hervor, wie sie sich durch den häufig allzu sorglosen Einsatz von künstlichen Antibiotika in Schulmedizin und Tierhaltung zunehmend entwickeln. Allein im Jahr 2005 haben sich rund drei Millionen Europäer mit Krankheitskeimen angesteckt, die widerstandsfähig (resistent) gegen die herkömmlichen Antibiotika waren.

Kurz und knapp: Propolis ist in vielen Formen im Handel

Diese Propolisprodukte finden Sie unter anderem auf dem Markt:

- Rohpropolis direkt vom Imker
- Wässrige Lösung ohne Alkohol und Tinktur mit Alkohol zum Gurgeln gegen Entzündungen im Mund- und Rachenraum und zur äußeren Anwendung als Hauttonikum, bei Akne und Ekzemen
- Cremes zur Regeneration, zum Schutz und zur Pflege gereizter, sensibler, stark beanspruchter Haut
- Handcreme zum Schutz für strapazierte Hände
- Body-Lotion für die Regeneration empfindlicher, gestresster Haut
- Pflegestifte und -balsam für strapazierte Lippen

- Balsam und Salbe für beanspruchte Muskeln und Gelenke
- Zahncreme zur Vorbeugung von Karies, Paradontitis und Zahnstein
- Mundwasser und Spray für frischen Atem und zur Mundhygiene
- Shampoo mit beruhigender Wirkung für sensible Kopfhaut
- Seife zur Pflege empfindlicher, zu Juckreiz neigender Haut.

Tipps!
Verwenden Sie statt herkömmlichem Propolis Bio-Propolis aus kontrolliert biologischem Anbau!
Kaufen Sie nach Möglichkeit Pflegeprodukte, die keine Farb-, Duft- und Konservierungsstoffe enthalten.

So helfen Sie sich selbst!

Propolis lässt sich in vielfältiger Weise für die Gesundheit nutzen. Innerlich angewendet wird Propolis am besten eine Stunde vor den Mahlzeiten eingenommen. Viele Rezepturen und Anwendungsempfehlungen bei Beschwerden von A wie Akne bis Z wie Zahnfleischentzündunge finden Sie hier:

Bei Abszessen, Ekzemen, Akne, Hautreizungen, Hautunreinheiten und Entzündungen der Haut

Bei Hautproblemen hilft es, Propolistinktur oder -lösung mehrmals täglich auf die betroffenen Stellen aufzutupfen. Entzündungen werden dadurch gelindert, Heilungsprozesse der Haut beschleunigt und Hautunreinheiten klingen schneller ab. Das Bienenharz beruhigt die Haut und hilft auch gegen lästigen Juckreiz!

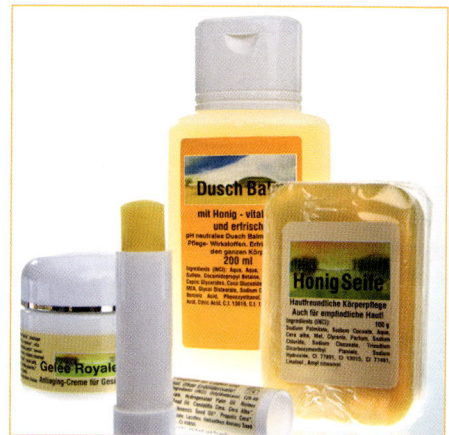

Bei Aphten

Propolistinktur mehrmals täglich mit einem Wattestäbchen auf die Aphten (entzündete Stellen des Zahnfleischs, der Mundhöhlenschleimhaut oder der Zunge) auftragen. Nach Abklingen der Symptome wenden Sie die Tinktur bitte noch ein paar weitere Tage an.

Wichtige Informationen für Anwender

Durch die Einnahme von hochwertigen Propolisprodukten sind Nebenwirkungen bei den in diesem Ratgeber angegebenen Dosierungen nicht zu befürchten. Es kann jedoch bei der Anwendung von Propolis wie bei jedem anderen Lebens- oder Naturheilmittel und bei allen Kosmetika zu allergischen Reaktionen kommen. Sollte dies bei Ihnen der Fall sein, dann setzen Sie das Produkt bitte sofort ab.

Beachten Sie bitte auch die Grenzen der Selbstbehandlung: Jeder, der an einer chronischen Krankheit oder an stärkeren, dauerhaften Gesundheitsbeschwerden leidet oder glaubt, ernsthaft erkrankt zu sein, sollte einen Arzt oder Heilpraktiker seines Vertrauens um Rat fragen, wie sich Propolis für die eigene Gesundheit am besten einsetzen lässt.

Hilfreich gegen Erkältungen

20 Tropfen Propolislösung in einem Glas lauwarmem Tee oder Wasser mit zwei Teelöffeln Honig auflösen. Trinken Sie diese Mischung dreimal täglich. Je früher Sie mit der Anwendung beginnen, desto schneller klingen die Erkältungsbeschwerden ab.

Gegen Fußpilz und Hühneraugen

Betroffene Stellen mindestens dreimal täglich mit Propolistinktur betupfen.

Gelenkschwellungen und -schmerzen sanft behandeln

Reiben Sie das schmerzende, geschwollene Gelenk mehrmals täglich mit Propolissalbe ein. Umschläge mit Propolissalbe wirken ebenfalls lindernd bei Gelenkbeschwerden.

Zur Gesichtsreinigung

Geben Sie einer Reinigungslotion Ihrer Wahl einige Tropfen Propolislösung bei. So erhalten Sie eine pflegende, reizlindernde und desinfizierende Lotion.

Halsschmerzen wirksam lindern

15 bis 20 Tropfen Propolistinktur in einem Glas warmem Wasser auflösen. Bei Halsschmerzen damit mehrmals täglich gurgeln und die Mischung anschließend ausspucken.

Milde Pflege der Haut

Propoliscreme pflegt trockene, rissige, spröde, gereizte und stark beanspruchte Haut. Außerdem wird der Juckreiz durch das Bienenharz gelindert. Tragen Sie die Creme morgens und abends auf, und massieren Sie diese leicht in die Haut ein.

Tipp!
So stellen Sie eine hautpflegende Propoliscreme selbst her
Nehmen Sie eine Creme Ihrer Wahl und geben Sie in 50 ml Creme 50 Tropfen (5 ml) Propolistinktur. Das Ganze anschließend gut vermischen!

So heilt Herpes schneller ab

Sobald die ersten Anzeichen von Herpesbläschen auftreten, betupfen Sie die betroffenen Stellen mehrmals täglich mit Propolistinktur. Die Anwendung nach Abklingen der Symptome bitte weitere drei Tage fortführen.

Gegen Magen-Darm-Infektionen

Leichte Magen-Darm-Beschwerden lassen sich mit Propolis meist gut in den Griff bekommen. Trinken Sie dafür dreimal täglich 15 bis 20 Tropfen Propolislösung oder -tinktur, aufgelöst in einem Glas warmem Wasser. Diese Dosierung kann auch parallel zu Antibiotika-Therapien unterstützend gegen Magen-Darm-Infektionen eingesetzt werden.

Mundhygiene und Mundgeruch bekämpfen

Sorgen Sie je nach Bedarf mehrmals täglich mit Propolis-Mundspray für frischen Atem (passt in jede Handtasche). Alternativ: Spülen Sie Ihre Mundhöhle mindestens einmal täglich mit Propolis-Mundwasser.

Sanfte Reinigung des Körpers

Propolisseife eignet sich zur täglichen, sanften Reinigung des Körpers. Sie ist äußerst hautfreundlich und beugt Hautirritationen vor.

Zur Stärkung des Immunsystems

In Zeiten erhöhter Ansteckungsgefahr trinken Sie zweimal täglich Wasser, gemischt mit 10 Tropfen Propolistinktur. Sie können die Tropfen auch in einem Teelöffel Honig auflösen und die Propolis-Honig-Mischung langsam im Mund zergehen lassen. So machen Sie Ihr Abwehrsystem fit für besondere Herausforderungen.

Balsam bei Verletzungen der Haut

Propolis unterstützt die Wundheilung bei leichten Schnitt-, Brand- und Schürfwunden. Um Verletzungen der Haut zu lindern, betupfen Sie die wunden Stellen bis zu viermal täglich mit Propolistinktur. Klingen die Beschwerden ab, können Sie mehrmals täglich eine Propoliscreme auf die Verletzung auftragen.

Zahnfleischreizungen und -entzündungen zum Abklingen bringen

Bei Reizungen und Entzündungen des Zahnfleischs lösen Sie 15 bis 20 Tropfen Propolistinktur in warmem Wasser auf. Spülen Sie damit mehrmals täglich Ihren Mund. Ziehen Sie die Mixtur dabei auch zwischen den Zähnen durch. Danach spucken Sie die Lösung bitte aus. Besonders entzündete Stellen können Sie auch mit purer Propolistinktur bestreichen und diese einmassieren. Es empfiehlt sich, zur Unterstützung Propolis-Zahncreme zu verwenden.

Fallbeispiele

Heike H. aus Duisburg war – vor allem in den Herbst- und Wintermonaten – jahrelang sehr anfällig für Infekte, bis sie Propolis entdeckte:

„Seitdem ich vor zweieinhalb Jahren damit angefangen habe, regelmäßig Propolistinktur in Wasser einzunehmen, habe ich mich nicht mehr erkältet. Früher hatte ich sechs- bis achtmal im Jahr mit starkem Husten und Schnupfen zu kämpfen. Häufig war ich in diesen Phasen so schwach, dass ich mich zum Leidwesen meiner Kolleginnen krankschreiben lassen musste. Diese Zeiten sind nun zum Glück vorbei."

Julia R. aus Wiesbaden hat Propolis erfolgreich gegen Aphthen angewendet:

„Jahrelang habe ich unter ständig wiederkehrenden, sehr schmerzhaften und entzündeten Stellen im Mund gelitten – essen konnte ich in dieser Zeit kaum etwas. Mein Hausarzt hat mir schmerzstillende und entzündungshemmende Mittel gegen die Aphthen verschrieben. Wenn es ganz schlimm wurde, habe ich manchmal außerdem eine Kortisonsalbe aufgetragen. All das hat aber immer nur für kurze Zeit geholfen. Dann kamen die nächsten Aphthen.
Vor ein paar Monaten empfahl mir ein Freund, es doch einmal mit Propolistinktur zu versuchen. Seitdem behandele ich die entzündeten Stellen, indem ich zweimal täglich die Tinktur auf sie tupfe. Zwar brennt der Alkohol auf den wunden Stellen höllisch, aber dafür heilen die Aphthen sehr schnell ab. Seit einem halben Jahr spüle ich meinen Mund zusätzlich ein- bis zweimal pro Woche mit einer Mischung aus Propolistinktur und Wasser. Seitdem treten die Aphthen immer seltener auf. Ich hoffe, dass sie dank der Mundspülung irgendwann ganz verschwinden und ich dann auch wieder gut gewürztes Essen nach Herzenslust genießen kann."

Jan B. aus Kaiserslautern ist begeistert von Propolis, weil er damit seine Magen-Darm-Infektionen in den Griff bekommen hat:

„Ich habe seit jeher einen sehr empfindlichen Magen-Darm-Trakt. Wenn ich etwas Falsches gegessen habe, dann bekomme ich häufig Durchfall und mir wird übel. Seitdem ich Propolislösung (Verdünnung: 20 Tropfen auf ein halbes Glas Wasser) gegen akute Magen-Darm-Verstimmungen nehme, habe ich damit keine Probleme mehr. Die Beschwerden lassen sehr schnell nach. Propolistinktur habe ich nun immer und vor allem auf Reisen dabei."

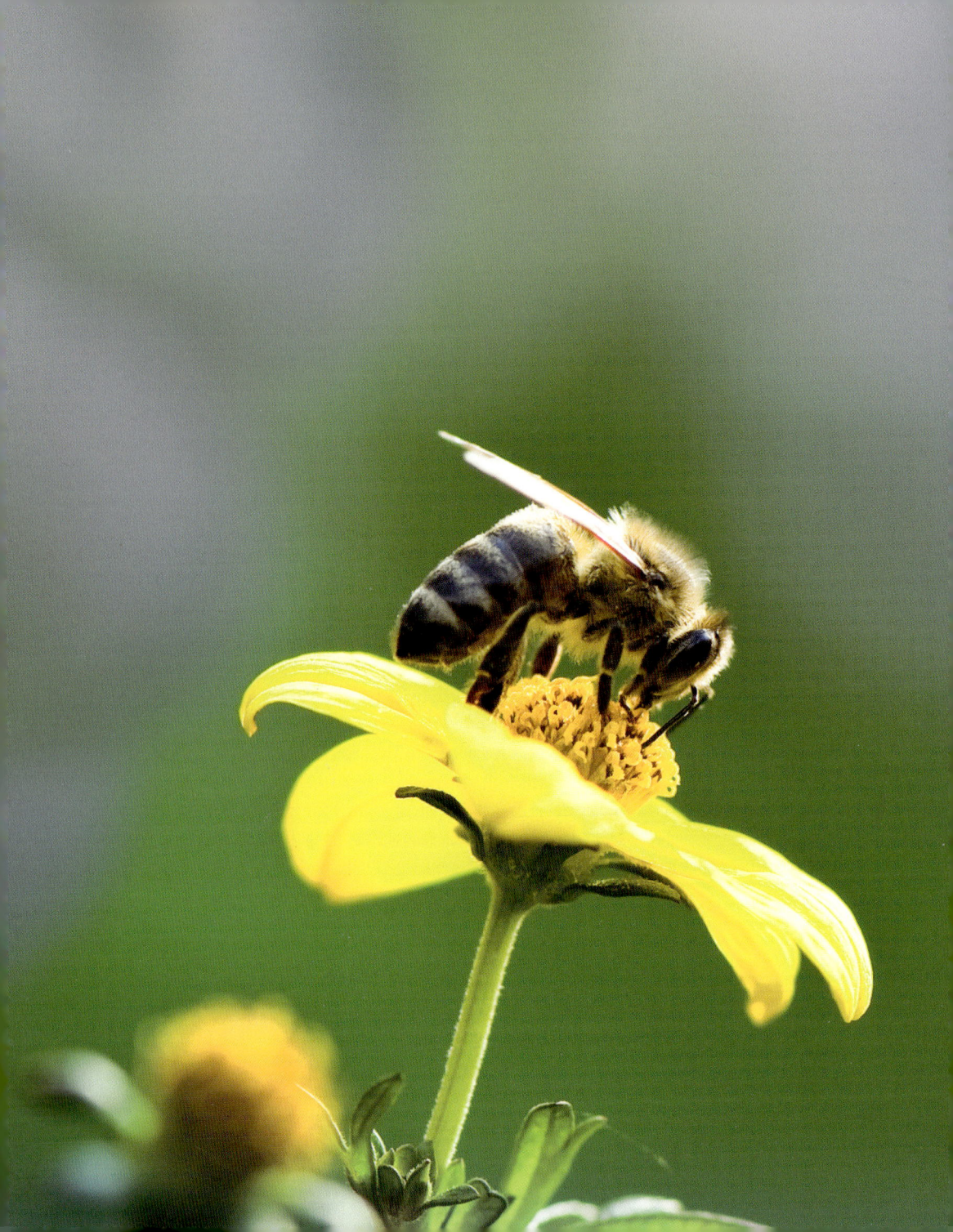

2 Pollen – Jungbrunnen aus der Blüte

Das Kraftpaket

Bienen wissen, was ihrer Gesundheit gut tut: wenn sie von Blüte zu Blüte fliegen, sammeln sie nicht nur fleißig Nektar, sondern auch Blütenpollen. Jahr für Jahr trägt ein Bienenstaat 20 bis 70 Kilogramm Blütenpollen zusammen. Er dient dem Bienenvolk und seinen Larven als stärkende Nahrungsquelle, und aus ihm wird das kostbare Gelee Royale für die Speisung der Königin und ihres Nachwuchses hergestellt.

Pollenernte

Um die Pollen von Bienen zu gewinnen, bringen Imker so genannte Pollenfallen am Einflugloch des Stocks an. Die feinmaschigen Gitter fangen einen Teil der Pollen ab. Bei dem Sammeln der Pollen gehen Imker sehr fürsorglich und behutsam vor. Den Bienen den gesamten Pollen vorzuenthalten, würde das ganze Volk schwächen. Und nur ein gesunder, starker Bienenstaat nutzt auch dem Imker.

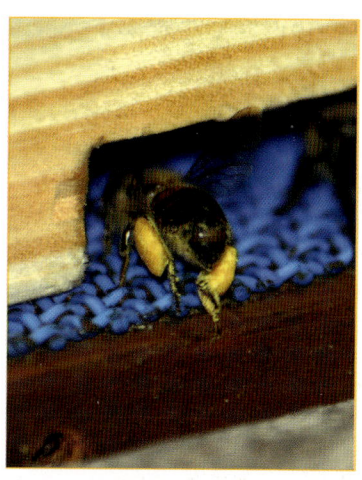

Pollen besteht aus winzigen Körnchen, die sich in den Staubbeuteln von Blüten befinden. Sie sind meist gelb, manche auch orange, rot oder blauviolett gefärbt. Arbeitsbienen „im Außendienst" befördern die kleinen Pollenkörner in den Bienenstock, indem sie diese mit Nektar an ihre Hinterbeine kleben.

Der „Innendienst" nimmt die wie frisches Heu duftende Fracht in Empfang und lagert sie bis zum Verzehr oder zur weiteren Verarbeitung in den Waben des Bienenstocks.

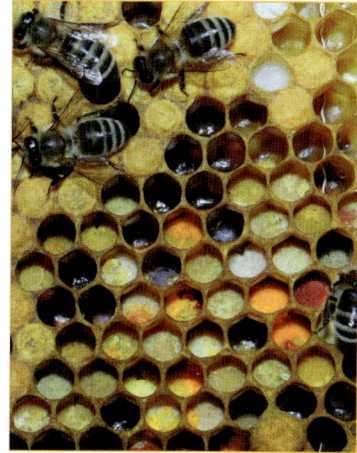

Eine himmlische Speise für irdische Bedürfnisse

Nicht nur für die ausgewachsenen Bienen und ihren Nachwuchs sind Blütenpollen eine wahre Powernahrung, auch für Menschen ist er ein kraftspendendes Lebensmittel. Denn Pollen enthalten zahlreiche Substanzen, die wir zum Leben unbedingt benötigen und die die gesundheitsfördernden Eigenschaften von normalen Nahrungsmitteln weit übersteigen.

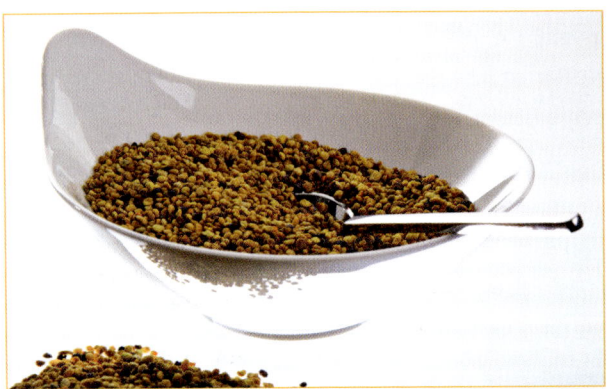

Bereits die Wikinger wussten davon. Sie stärkten sich auf ihren langen Schiffsfahrten mit Blütenpollen. Gelagert wurden sie gemeinsam mit Honigwaben in Krügen. Diese Mischung schenkte ihnen Kraft und schützte sie vor Mangelkrankheiten während ihrer endlosen Reisen auf hoher See. Auch die Indianer Nordamerikas haben Blütenpollen genutzt, um zu Kräften zu kommen und Krankheiten vorzubeugen.

Neben diesen irdischen Berichten ranken sich geheimnisvolle Legenden um Blütenpollen. So wurde den Göttern in der Antike eine Schwäche für eine Speise namens Ambrosia nachgesagt, die ihnen ewiges Leben schenken sollte. Pollen ist den Erzählungen zufolge ein Bestandteil dieser himmlischen Speise gewesen. Kein Wunder, dass die Menschen sich von der Tafel der Götter bedienen wollten und hofften, auf diese Weise unsterblich zu werden. Die Sehnsucht des Menschen nach ewigem Leben zu stillen, wäre allerdings von diesem natürlichen Bienenprodukt doch zu viel verlangt.

Wertvolle Inhaltsstoffe

Ernährungsexperten sind davon überzeugt, dass Menschen sich monatelang nur von Blütenpollen ernähren können, ohne Mangelerscheinungen zu erleiden. Schaut man sich die Zusammensetzung des süßlich schmeckenden Bienenproduktes an, ist dies nicht verwunderlich. Die Liste seiner Inhaltsstoffe ist lang: Pollenkörner enthalten lebensnotwendige Aminosäuren, viele Enzyme, Co-Enzyme und andere Eiweißstoffe, energiereichen Zucker, die essenziellen Vitamine C, E und H, die Vitamin-A-Vorstufe Beta-Karotin sowie B-Vitamine, Mineralstoffe wie Kalium, Magnesium und Kalzium, Spurenelemente wie Eisen, Zink, Kupfer und Mangan, gesundheitlich wertvolle mehrfach ungesättigte Fettsäuren und in Spuren sekundäre Pflanzenstoffe.

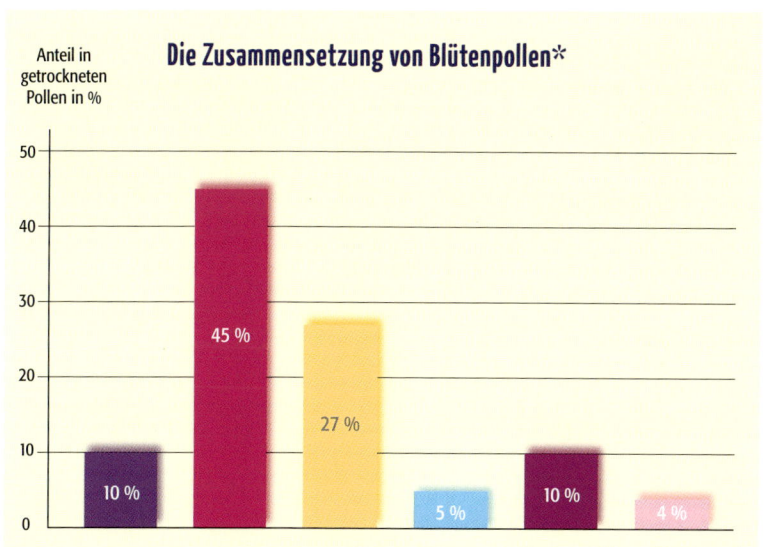

Die Zusammensetzung von Blütenpollen*

Anteil in getrockneten Pollen in %

45 %
27 %
10 %
10 %
5 %
4 %

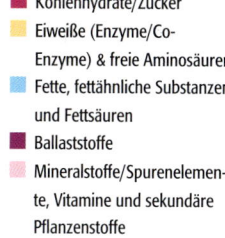

■ Wasser
■ Kohlenhydrate/Zucker
■ Eiweiße (Enzyme/Co-Enzyme) & freie Aminosäuren
■ Fette, fettähnliche Substanzen und Fettsäuren
■ Ballaststoffe
■ Mineralstoffe/Spurenelemente, Vitamine und sekundäre Pflanzenstoffe

* Die Grafik enthält Durchschnittswerte. Je nach Pflanzenart, von der die Pollen stammen, kann die Zusammensetzung sehr stark schwanken: der Pollen von Raps enthält zum Beispiel mehr als 30 % Eiweiß, der vom Spitzwegerich gerade einmal 16 %. Der Zuckergehalt kann zwischen 15 und mehr als 50 % liegen.

Die Kohlenhydrate im Pollen gewährleisten eine schnelle Energiebereitstellung. Sie machen die kleinen Körnchen zum großen Kraftspender für geschwächte Menschen, die körperlich und geistig etwas leisten wollen. Ein Übriges trägt dazu bei auch ein außergewöhnlich hoher Anteil an 20 Aminosäuren, die für den Muskelaufbau unentbehrlich sind und als Bestandteile von Enzymen für den Stoffwechsel dringend benötigt werden. Vor allem Vegetariern und Menschen, die wenig Produkte tierischen Ursprungs essen, bieten Pollen einen Ausgleich.

Viele gesundheitlich wertvolle Ballaststoffe zeichnen Blütenpollen ebenfalls aus. Hinzu kommen die Vitamine, Mineralstoffe und Spurenelemente in einer Zusammensetzung, die in etwa der des Propolis entspricht (Wirkungen dieser Vitalstoffe s. S. 18 ff).

Gesundheitlich besonders wertvoll sind die sekundären Pflanzenstoffe der Pollen, darunter vor allem **Flavonoide** und **Phenolsäuren**. Beide werden zu den so genannten Polyphenolen gezählt. Das sind Substanzen pflanzlicher Herkunft, die im Menschen bioaktiv sind, dass heißt Entzündungen hemmen, das Immunsystem stärken oder antioxidativ und krebsvorbeugend wirken (Quelle: J. M. Mo-

rillas-Ruiz et al., 2006; B. A. Graf et al., 2005). **Außerdem enthalten Pollen Sterole, spezielle Substanzen, die hormonähnlich wirken** (Forschungsanstalt ALP, 2006).

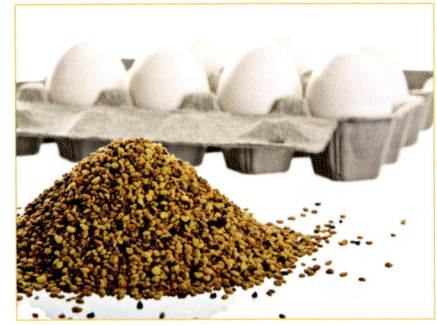

100 Gramm Blütenpollen enthalten so viel Eiweiß wie ein halbes Kilogramm Rindfleisch oder sieben Eier.

Basiswissen: Sekundäre Pflanzenstoffe, die Alleskönner

Sekundäre Pflanzenstoffe werden von Pflanzen gebildet, um ganz spezielle Aufgaben für sie wahrzunehmen. Als sekundär werden sie deshalb bezeichnet, weil sie nicht im primären, das heißt aufbauenden, für das Wachstum der Pflanze notwendigen Stoffwechsel benötigt werden. Dennoch sind sie als Spezialisten von nicht minderer Bedeutung für die Pflanzen. Sie dienen zum Beispiel:

◆ der Abwehr von Fressfeinden,
◆ dem Schutz vor UV-Strahlung und vor Krankheitskeimen,
◆ der Anlockung von bestäubenden Insekten,
◆ der Minimierung von Verdunstung oder
◆ der Festigung des Gewebes.

Zu den sekundären Pflanzenstoffen gehören chemisch völlig unterschiedlich aufgebaute Verbindungen. Etwa 30.000 sind bekannt, wenn auch nicht alle bis ins Detail erforscht sind, und bis zu 10.000 nehmen wir täglich mit der Nahrung auf. Viele dieser Substanzen übernehmen nicht nur lebenswichtige Funktionen für die Pflanzen, vielmehr fördern sie als bioaktive Stoffe auch unsere Gesundheit. Noch ist die Wirkung aller sekundären Pflanzenstoffe auf den Menschen nicht genau geklärt. Allerdings weiß man vom Potenzial der Polyphenole. Ihr Wirkungsspektrum ist besonders groß: Sie stimulieren das Immunsystem, hemmen Entzündungen, beugen Arteriosklerose, Herzinfarkt und Schlaganfall vor und schützen vor Krebs – damit gehören sie zu den stärksten sekundären Pflanzenstoffen überhaupt. Zu den Nahrungsmitteln mit einem hohen Polyphenolgehalt gehören rote Weintrauben, Weinlaub, Ginkgo, schwarzer Tee und die Bienenprodukte Propolis und Pollen.

Hier helfen Blütenpollen

Weil die gesundheitsfördernden Eigenschaften von Blütenpollen diejenigen unserer täglichen Nahrung übertreffen, lassen sich begeisterte Ernährungsexperten immer wieder hinreißen, vom Heilmittel Pollen zu sprechen. Streng genommen sind die kleinen Körnchen jedoch gar keine Arznei. Dennoch besitzen sie einen kostbaren Schatz, der sie von herkömmlichen Lebensmitteln unterscheidet: eine Vielzahl an gesunden Vitalstoffen. Sie füllen die Depots bei Nährstoffdefiziten auf, unterstützen die Widerstandsfähigkeit des Menschen und helfen, durch Nährstoffmangel bedingten Erkrankungen vorzubeugen und neue Lebenskräfte in so manchem körperlich völlig ausgelaugten Menschen zu wecken.

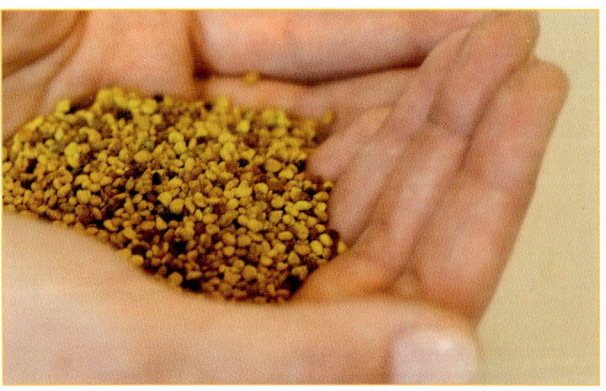

Dadurch empfiehlt es sich, Blütenpollen als natürliches Mittel gegen viele alltägliche Beschwerden einzusetzen, die auf der ungesunden Lebens- und Ernährungsweise unserer heutigen Zeit gründen. Denn Blütenpollen:

- beugen Mangelerscheinungen und daraus hervorgehenden Gesundheitsproblemen vor,
- verbessern das Allgemeinbefinden,
- steigern die körperliche und geistige Leistungsfähigkeit,
- helfen bei Erschöpfung, Schlafstörungen, Dauer- und Schulmüdigkeit,
- regen den Appetit an,
- stärken das Abwehrsystem,
- regulieren die Darmtätigkeit bei Durchfall und
- aktivieren die körpereigenen Selbstheilungskräfte.

Schutzstoff par excellence

Pollen enthalten sehr viele Antioxidantien, darunter vor allem Flavonoide, aber auch Vitamin A, C und E sowie Zink und Mangan. Diese Stoffe schützen unsere Körperzellen vor den negativen Auswirkungen durch freie Radikale. Auf diese Weise wird Ablagerungen von oxidiertem, schädlichem LDL-Cholesterin in den Blutgefäßen (Arteriosklerose) effektiv vorgebeugt. Das Risiko, einen Herzinfarkt oder Schlaganfall zu bekommen, sinkt dadurch.

Forscher haben in verschiedenen Studien mit Tieren nachgewiesen, dass Pollenextrakte die Konzentration an schädlichem LDL-Cholesterin im Blut senken und die des „guten" HDL-Cholesterins steigern (Quelle: J. Wojcicki et al., 1986).

Auch abnutzungsbedingten Gelenkerkrankungen und Alterserscheinungen, die auf den schädigenden Einfluss freier Radikale zurückzuführen sind, kann man mithilfe der Pollen-Antioxidantien entgegenwirken.

Aufbau und Regeneration

Pollen stimulieren das Immunsystem und stärken den Organismus. Daher werden Pollenkuren in der Naturheilkunde häufig bei Schwächezuständen und Appetitlosigkeit eingesetzt. Die Wirkstoffe des Blütenpollens unterstützen den Körper bei der Genesung von Krankheiten und fördern die Regeneration nach Operationen.

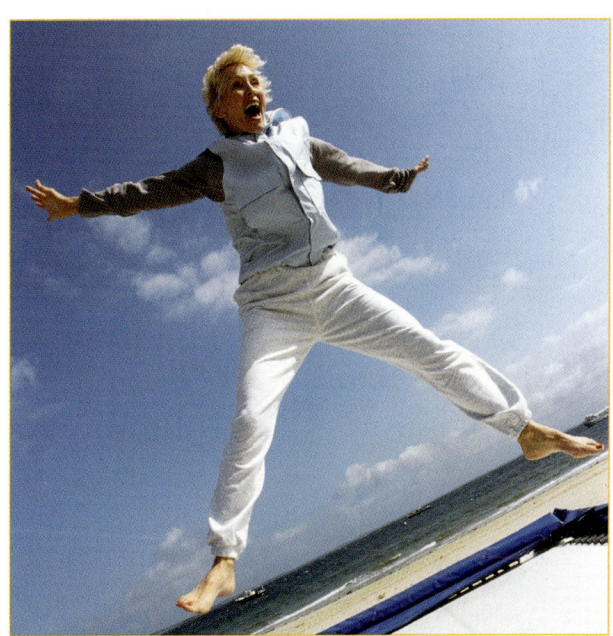

Eine Aufsehen erregende Studie

Pollen haben sich als kraftspendende Nahrungsergänzung begleitend zu Krebstherapien bewährt. Um Missverständnissen vorzubeugen: Das bedeutet nicht, dass die kleinen Körnchen Krebs heilen können. Sie unterstützen allerdings die Regeneration des geschwächten Organismus. Darüber hinaus sind sie in der Lage, dass körpereigene Abwehrsystem des Menschen zu stärken, das bei Chemo- oder Strahlentherapien enorm belastet ist.

Einen schlagkräftigen Beweis dafür liefert eine 1975 an der Universitätsklinik Wien durchgeführte Studie. In ihr wurde die Wirkung von Blütenpollen während einer Strahlentherapie bei Frauen mit Gebärmutterhalskrebs getestet (Quellen: H. Ehmann, 1998; P. Hernuss et al., 1975).

Das Ergebnis der Untersuchung belegt den Nutzen des Bienenproduktes: Die Leberwerte verbesserten sich bei den Frauen, die Pollen erhielten, im Vergleich zu der Gruppe, die keine Pollen einnahmen, deutlich. Auch das Immunsystem zeigte eine Reaktion auf die Blütenpollen: Sowohl die Zahl der weißen Blutkörperchen – spezielle Zellen unserer körpereigenen Abwehrpolizei – als auch die Menge an speziellen Immunglobulinen – Eiweißstoffen, die der Abwehr von Fremdstoffen dienen – erhöhte sich. Zudem traten bei den Studienteilnehmerinnen, die Blütenpollen verzehrten, weniger Nebenwirkungen auf. Sie verloren zum Beispiel weniger Gewicht als ihre Leidensgenossinnen, die das Bienenprodukt nicht zu sich nahmen.

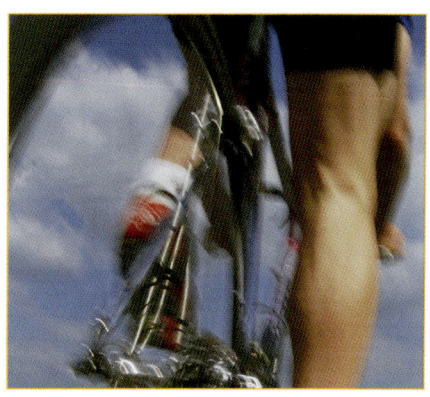

Spitze für Sportler

Pollen sind aufgrund ihres Eiweißreichtums eine ideale Nahrung für Sportler. Das gesunde Powerpaket verhilft ihnen auf ganz natürliche Weise zu mehr Leistung. Daley Thompson, der britische Zehnkämpfer – 1980 und 1984 Goldmedaillen-Gewinner der Olympischen Spiele –, und andere Spitzensportler ha-ben sich mit den kleinen Powerkörnchen zu Höchstleistungen getrieben.

Apropos Höchstleistung: Unter starker körperlicher Belastung werden vermehrt freie Radikale freigesetzt. Blütenpollen mit seinen vielen antioxidativ wirksamen Stoffen hilft, diese in Schach zu halten.

Pollen im Einsatz gegen körperliche Beschwerden

In der Apitherapie werden Blütenpollen bei einer Vielzahl von Gesundheitsproblemen angewendet – von Depressionen und Nervenschwäche über Haarausfall und Hautkrankheiten bis zu Sehschwierigkeiten, Wechseljahresbeschwerden und Potenzproblemen bei Männern. Die wichtigsten Einsatzgebiete von Pollen sind:

Desensibilisierung bei Pollenallergien

Auf Pollen reagiert hierzulande jeder Sechste allergisch. Mithilfe der Desensibilisierung, auch Hyposensibilisierung genannt, kann eine solche Allergie therapiert werden. Dabei werden dem Kranken Pollen bzw. dessen allergieauslösende Stoffe in hoch konzentrierter Form verabreicht. Weil bei dieser Behandlungsweise das Risiko eines lebensbedrohlichen allergischen Schocks besteht, darf die Desensibilisierung nur unter ärztlicher Aufsicht erfolgen. Lediglich ein ausgebildeter Arzt kann bei einem solchen Schock lebenserhaltende Gegenmaßnahmen ergreifen.

Leberschutz und -entgiftung

Blütenpollen sind dafür bekannt, die Leber vor Schäden durch Gifte zu bewahren. In Untersuchungen mit Pollenextrakten haben Wissenschaftler diese leberschützende Wirkung mehrfach bewiesen (Quellen: O. I. Voloshyn et al., 1998; R. Czarnecki et al., 1997).

Mehr noch: Pollen wirken nicht nur vorbeugend, mit ihnen lassen sich auch Lebererkrankungen lindern. So berichten die Bukarester Ärzte C. Hristea und M. Ialomiteanu von Patienten mit Leberzirrhose und anderen chronischen Leberschäden, deren Gesundheitszustand sich durch die Einnahme von Blütenpollen deutlich gebessert hat (Quelle: H. Ehmann, 1998).

Entgiftung des Verdauungstraktes und Aufbau der Darmflora

Blütenpollen fördern nicht nur die Entgiftung der Leber, sondern auch die des Verdauungssystems (Quellen: O. I. Voloshyn et al., 1998; S. Stangaciu, E. Hartenstein, 2004). Außerdem üben sie einen positiven Einfluss auf die Darmflora aus, das heißt auf die Besiedelung des Verdauungstraktes mit darmfreundlichen Bakterien. Deswegen lassen sich Pollen zur Sanierung des Darms einsetzen, wenn seine Bakterienzusammensetzung beispielsweise durch die Einnahme von Medikamenten (Antibiotika) oder aufgrund falscher Ernährung geschädigt wurde.

Prostataleiden

Zur Vorbeugung und unterstützend zu Therapien bei Prostataleiden haben sich Blütenpollen bewährt. Zahlreiche Studien haben die positive Wirkung von Pollenextrakten und Wirkstoffen aus Pollen in Versuchen an Mensch und Tier und an isolierten menschlichen Zellen auf den Krankheitsverlauf bei entzündeter oder vergrößerter Prostata belegt (Quellen: Y. D. Wu, Y. J. Lou, 2007; T. Kamijo et al., 2001; E. W. Rugendorff et al., 1993; A. C. Buck et al., 1990).

Die tägliche Portion Pollen- power

In der heutigen Zeit, in der die meisten Lebensmittel aufgrund ausgelaugter Böden zu wenig lebensnotwendige Vitalstoffe enthalten, wir kaum Zeit haben, uns vollwertig zu ernähren, und wir das bisschen an urgesunden Nährstoffen durch falsche Verarbeitung oder zu lange Lagerung auch noch zerstören, gewinnen Nahrungsergänzungen immer mehr an Bedeutung. Isolierte, synthetisch hergestellte Mineralstoffe und Vitamine sind jedoch wenig wirksam und bergen manchmal sogar gesundheitliche Gefahren.

Pollenprodukte auf dem Markt

Pur: reine, getrocknete Blütenpollen

Mix: getrocknete Blütenpollen gemischt mit anderen Honigerzeugnissen wie Gelee Royale, Propolis und/oder Honig

Demgegenüber sind hochwertige Blütenpollen ein reines Naturprodukt. Sie enthalten eine Vielzahl von Vitalstoffen in einem ausgewogenen, für die Bedürfnisse des Menschen nahezu optimalen Verhältnis.

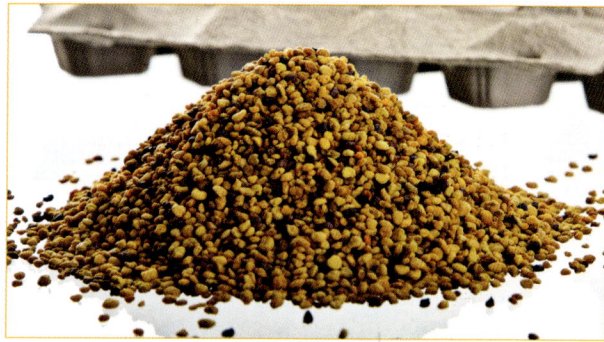

Aufgrund seiner herausragenden ernährungsphysiologischen Bedeutung wird die tägliche Ergänzung der Nahrung mit Pollen daher für Menschen mit Nährstoffmängeln besonders empfohlen. Chronisch Kranke, Schwangere und Stillende, geistig und körperlich hart arbeitende sowie ältere Menschen profitieren ebenfalls von den kleinen Körnchen mit der großen Energie.

So wenden Sie Pollen richtig an

Verzehren Sie Pollen regelmäßig, am besten täglich, mit viel Flüssigkeit etwa eine Stunde vor den Mahlzeiten. In den vollen Genuss ihrer Kraft kommen Sie jedoch nur dann, wenn Sie die Pollen ausreichend einspeicheln und sehr lange kauen. Nur so können die Körnchen, deren Wände sehr widerstandsfähig sind, aufgeschlossen und die Wirkstoffe in ihrem Inneren gut verwertet werden. Noch besser: Sie weichen Pollen in Honig, Jogurt etc. mindestens eine Stunde lang ein, bevor Sie das Ganze verzehren.

Wichtige Informationen für Anwender

Menschen mit Diabetes sollten keine Blütenpollen zu sich nehmen, da diese den Blutzuckerspiegel erhöhen. Auch Pollenallergiker müssen von der Einnahme von Blütenpollen absehen. Außerdem gilt: Sollten Sie ernsthaft erkrankt sein, versuchen Sie nicht, sich selbst zu behandeln. Gesundheitsprobleme zu kurieren, das ist die Aufgabe von erfahrenen Ärzten oder Heilpraktikern.

Bei Menschen mit empfindlichem Magen kann es bei dem Verzehr von Pollen bisweilen zur Magenübersäuerung kommen. Tritt dieser Fall bei Ihnen ein, dann unterbrechen Sie die Einnahme vorsichtshalber, und fragen Sie einen Therapeuten danach, was zu tun ist. Vielfach hilft auch, die Pollen nicht vor, sondern während oder nach den Mahlzeiten zu verzehren.

Auch Stuhlverstopfung kann eine Folge des Verzehrs von Blütenpollen sein. Meist hilft dagegen, die Pollenkörner sehr intensiv einzuspeicheln, viel zu trinken und sich ballaststoffreich zu ernähren.

Wegen ihrer widerstandsfähigen Wände überdauern Pollenkörner unter Sauerstoffausschluss in Ablagerungen von Seen und in Moorböden viele Jahrtausende. Wissenschaftler nutzen sie deswegen, um mehr über das Klima und die Pflanzenarten früherer Zeiten zu erfahren.

Kur gegen Nährstoffmangel, zur Krankheitsvorbeugung, für ein stärkeres Immunsystem und zur Steigerung von Leistung und Wohlbefinden

Fühlen Sie sich ausgelaugt und schwach? Sind Sie anfällig für Infektionen aller Art? Dann stärken Sie sich mit der geballten Power von 25 Gramm Blütenpollen pro Tag. Diese Menge entspricht etwa einem Esslöffel und deckt den Eiweißbedarf eines Erwachsenen. Kinder benötigen die halbe Dosis.

Tipp!
Pollen schmecken besonders lecker in lauwarmer Milch, in Honig, Müsli, Jogurt und Fruchtsäften. In den meisten Gerichten mit Blütenhonig – ob süß oder salzig – setzen Sie mit Pollen ebenfalls schmackhafte und gesunde Akzente.

Gönnen Sie sich und Ihrem Nachwuchs eine Pollenkur drei bis vier Wochen lang am Stück und wiederholen Sie diese bei Bedarf bis zu viermal im Jahr. Nur durch die regelmäßige Einnahme lassen sich spürbare Effekte auf Gesundheit und Wohlbefinden erzielen. Kranke und Schwache können die Pollendosis um das Vielfache steigern, um die gewünschte Wirkung zu erzielen. Dies sollte aber nur in Absprache mit einem erfahrenen Therapeuten geschehen.

Muntermacher gegen Stress

Wollen Sie nach einem harten Arbeitstag oder mitten im Prüfungsstress Kraft tanken? Folgendes Rezept wirkt in diesen Fällen Wunder: Mischen Sie einen Esslöffel Blütenpollen mit einem Esslöffel Honig, einem Esslöffel Apfelessig und einem Glas lauwarmem Wasser. Kinder im Schulstress nehmen jeweils einen halben Esslöffel Pollen, Honig und Apfelessig auf ein halbes Glas Wasser.

Schluckweise über den Tag verteilt getrunken bringt der süß-saure Zaubertrank verbrauchte Energien schnell zurück. Die Mischung hilft auch bei Konzentrationsstörungen.

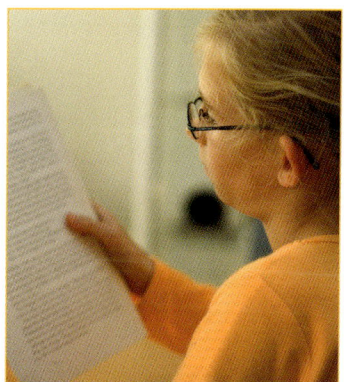

Für eine gesunde Darmfunktion

Um die Besiedelung des Verdauungstrakts mit darmfreundlichen Bakterien zu unterstützen, trinken Sie über einen Zeitraum von zwei Wochen täglich schluckweise ein Glas lauwarmen Kräuter- oder Früchtetee mit 10 bis 15 Gramm Blütenpollen. Wiederholen Sie die Kur mehrmals pro Jahr. Bei einer leichten Magen-Darm-Grippe helfen Blütenpollen ebenfalls. Sie lindern den Durchfall und stärken zugleich die Darmfunktion, indem sie den Aufbau der natürlichen, gesunden Darmflora unterstützen. Das ist wichtig, weil schädliche Darmbakterien bei Durchfallerkrankungen meist die Überhand gewinnen und die gesunden Mikroorganismen vertreiben.

Zur Steigerung der Fitness

Sportlern wird empfohlen, in Zeiten großer Trainingsbelastung oder etwa eine Woche vor einem Wettkampf bis zu zwei Esslöffel Blütenpollen täglich zu verzehren. Das steigert die Leistung und die Ausdauer. Außerdem kann sich der Körper durch die wertvollen Wirkstoffe der Pollenkörnchen nach der Anstrengung besser regenerieren.

Zur Pflege der Haut

Verrühren Sie einen Teelöffel Pollenpulver mit einem Eigelb und lassen Sie das Ganze eine Stunde luftdicht abgeschlossen im Kühlschrank stehen. Tragen Sie die Mischung anschließend auf die Haut auf und lassen Sie sie eine dreiviertel Stunde einwirken. Danach mit klarem Wasser abwaschen. Die Haut fühlt sich danach wunderbar weich an.

Pollen macht müde Männer munter

Pollen enthält hormonähnlich wirkende sekundäre Pflanzenstoffe, die Potenz und Libido steigern. Männern wird deswegen empfohlen, täglich einen Teelöffel Pollen vor dem Frühstück zu verzehren. Die Wirkung setzt zwar erst nach etwa zwei Monaten ein, aber in diesem Fall lohnt sich das Durchhalten.

Fallbeispiele

Daniela K. aus Wien berichtet, wie Blütenpollen ihr ihre Lebensfreude zurückgebracht hat:
„In letzter Zeit habe ich mich nach jedem Arbeitstag immer völlig fertig gefühlt – eigentlich war ich bereits morgens vor der Arbeit ausgebrannt und ohne Power. Blütenpollen haben mein Leben komplett verändert: Seitdem ich die kleinen Körnchen täglich einnehme, könnte ich von morgens bis abends Bäume ausreißen. Ich habe ständig gute Laune und freue mich endlich wieder des Lebens. Blütenpollen kann ich jedem nur empfehlen."

Kira M. aus Berlin ist Spitzensportlerin. Sie hat ihre Leistung durch den Verzehr von Blütenpollen gesteigert:
„Ich bin Ausdauersportlerin und habe irgendwann festgestellt, dass ich immer schlapper wurde. Seitdem ich täglich Blütenpollen esse, bin ich voller Power und so leistungsstark wie in meinen besten Zeiten. Meine Muskeln regenerieren schneller und ich fühle mich rundum fit."

Clara U. aus Stuttgart hat ihren Alltag nach schweren Zeiten wieder im Griff:
„Ich bin alleinerziehende, teilzeitbeschäftigte Mutter von vier Kindern. Früher bin ich häufig an meine Grenzen gestoßen. Geldprobleme, Schwierigkeiten in der Schule und der Stress im Beruf – all das lastete allein auf mir. Seitdem ich Blütenpollen esse, fühle ich mich energiegeladen, freue mich auf meine Arbeit und bin im Alltag belastbarer und gelassener."

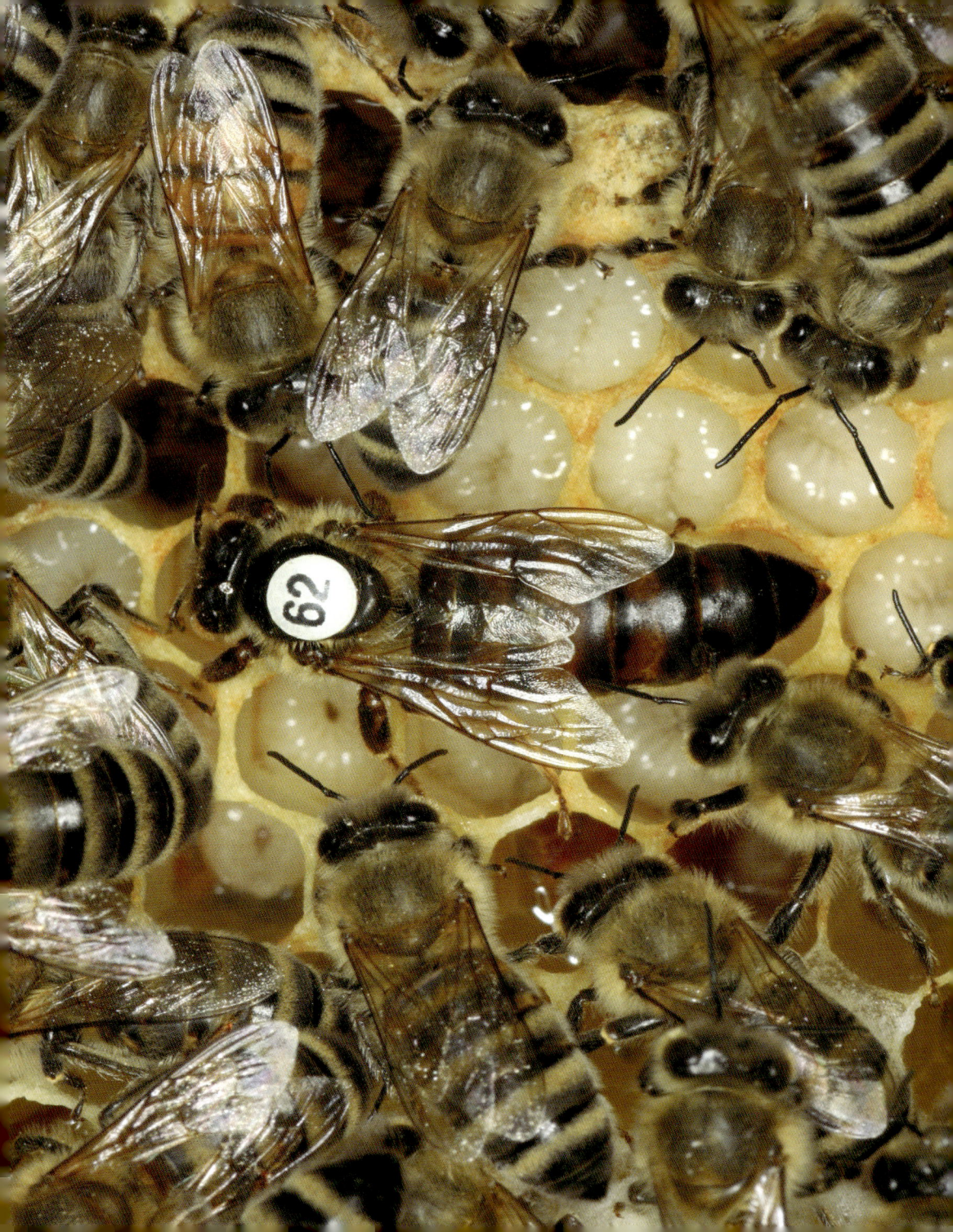

3 Gelee Royale – im Luxus schwelgen

Nahrung für die Königin

Bei den Bienen geht es nicht anders zu wie bei uns Menschen: Der Adel hat Privilegien und lebt luxuriöser als das gemeine Volk. Soll heißen: Die Königin des Bienenstocks muss nicht täglich von Blüte zu Blüte fliegen, um mühsam Honig und Pollen für ihren Staat zu sammeln. Nein, die Regentin hat andere Aufgaben: Sie trägt Sorge für den Fortbestand ihres Volkes, indem sie täglich bis zu 2.000 Eier legt. Dafür braucht sie jede Menge Energie, und deswegen bleibt sie den ganzen Tag im Bienenstock und beteiligt sich nicht am emsigen Treiben der Arbeiterinnen. Im Gegenteil: Sie wartet darauf, dass ihr Volk ihr ein besonderes Kraftfutter, Gelee Royale genannt, kredenzt. Diese Nahrung lässt sie größer werden als gewöhnliche Arbeitsbienen, gibt ihr die Kraft zum Eierlegen und tut ihr darüber hinaus offensichtlich so gut, dass sie mehrere Generationen ihrer Untertanen überlebt.

Das Leibgericht der Königin ist auch für die Entwicklung des Nachwuchses von Bedeutung. Es sorgt dafür, dass sich aus einer Larve keine gewöhnliche Biene, sondern eine Jungkönigin, die Gründerin eines neuen Volkes, entwickelt – und zwar in rasender Geschwindigkeit: Innerhalb von fünf Tagen erreicht eine Königinlarve dank des Gelee Royale das 800-fache ihres Ursprungsgewichts.

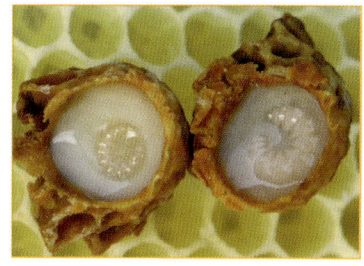

So wird die zukünftige Königin – hervorgegangen aus einem ganz gewöhnlichen Ei – doppelt so groß wie die Arbeiterinnen im Bienenstock. Die Larven der normalen Arbeitsbienen erhalten das Gelee nur drei Tage lang, während die Larven, aus denen später Königinnen schlüpfen, dauerhaft davon naschen dürfen.

Hergestellt wird die eiweiß- und mineralstoffreiche Mahlzeit von den Arbeitsbienen. Etwa vom sechsten bis zwölften Lebenstag produzieren sie das Gelee in ihren Schlunddrüsen.

Gelee Royale gibt verbrauchte Energien zurück

Gelee Royale ist ein klebriger, dicker gelblicher bis weißer Saft. Er schmeckt süß-säuerlich und zählt nicht unbedingt zu den kulinarischen Köstlichkeiten. Dafür sind seine Vital- und Nährstoffe aber nicht nur für die Bienenkönigin von großem Wert, auch für Menschen ist der Saft ein Nahrungsmittel der Extraklasse. Damit hat er sich seinen wahrhaft königlichen Namen Gelee Royale verdient. Imker nannten die Powernahrung früher Weiselfuttersaft, weil Weisel bei ihnen die gängige Bezeichnung für die Bienenkönigin war.

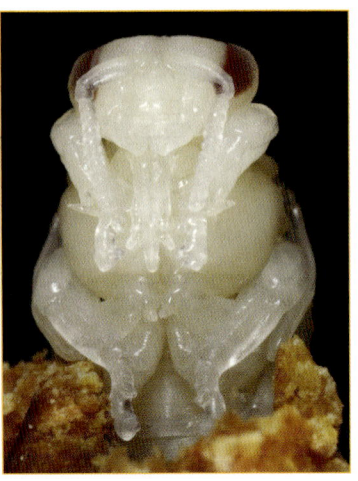

Für Menschen symbolisiert Gelee Royale Vitalität und ursprüngliche Lebensenergie. Der kraftspendende Saft wird nicht ohne Grund auch als Jungbrunnen gepriesen: Immerhin leben Bienenköniginnen fünf Jahre lang, während die gewöhnlichen Mitglieder ihres Volkes es gerade einmal auf ein paar Monate Lebensdauer bringen.

Natürlich lässt sich diese enorme lebensverlängernde Wirkung beim Menschen nicht beobachten, dennoch stärkt das Elixier Erfahrungsberichten zufolge den menschlichen Organismus auf vielen Ebenen. Die Powernahrung gibt verbrauchte Energien bei Erschöpfung und Stress zurück und beschleunigt die Genesung nach Krankheiten.

Gelee Royale – eine Kostbarkeit
Der kostbarste Saft des Bienenvolkes, Gelee Royale, wird von den Bienen nur in sehr geringer Menge hergestellt. Die Gewinnung für den Menschen ist recht aufwändig und deswegen sehr teuer. Nur wenige Imker haben sich darauf spezialisiert, die königliche Nahrung zu ernten. Lediglich 500 Gramm Gelee Royale können sie einem einzigen Volk im Jahr abringen.

Das ist drin in Gelee Royale

Gelee Royale enthält eine Vielzahl von Substanzen, die für den Menschen von besonderem ernährungsphysiologischem Wert sind. Das kostbarste aller Bienenprodukte ist zum Beispiel reich an Eiweißen, die alle lebensnotwendigen Aminosäuren enthalten. Darüber hinaus finden sich Zucker, Fette, fettähnliche Substanzen, gesunde Fettsäuren, Mineralstoffe, Spurenelemente, Vitamine und weitere gesundheitlich wertvolle Wirkstoffe in dem Weiselfuttersaft.

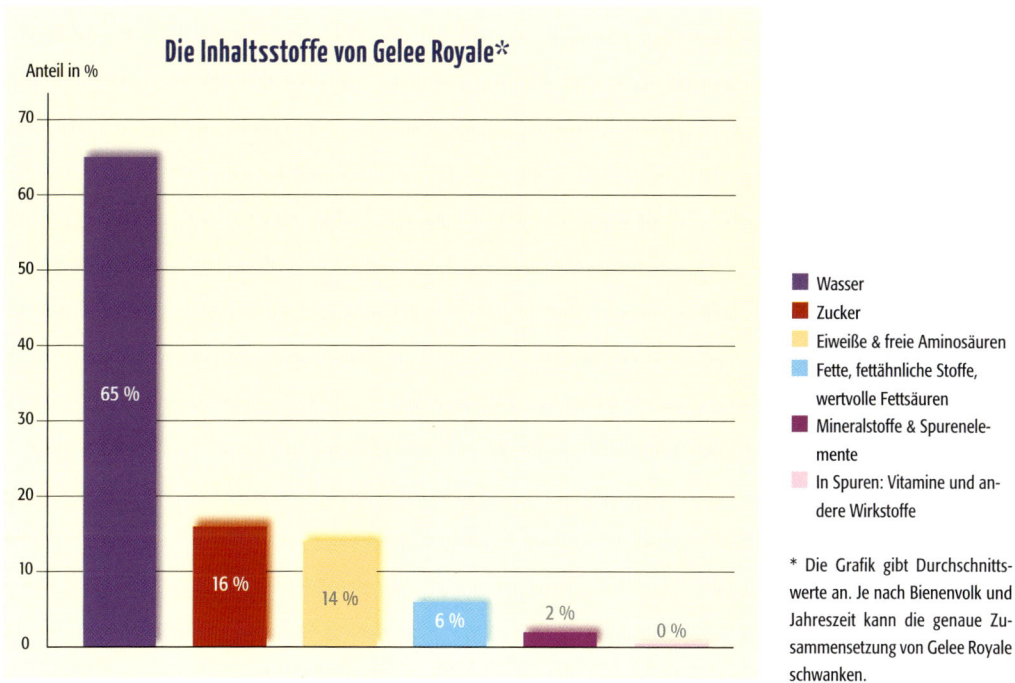

Die Inhaltsstoffe von Gelee Royale*

Anteil in %

- Wasser
- Zucker
- Eiweiße & freie Aminosäuren
- Fette, fettähnliche Stoffe, wertvolle Fettsäuren
- Mineralstoffe & Spurenelemente
- In Spuren: Vitamine und andere Wirkstoffe

Wasser 65 %, Zucker 16 %, Eiweiße & freie Aminosäuren 14 %, Fette 6 %, Mineralstoffe 2 %, Vitamine 0 %

* Die Grafik gibt Durchschnittswerte an. Je nach Bienenvolk und Jahreszeit kann die genaue Zusammensetzung von Gelee Royale schwanken.

Die Mineralstoffe und Spurenelemente, darunter Eisen, Kalium, Kalzium, Kupfer, Magnesium und Zink, ähneln denen von Propolis (Wirkungen s. S. 18 ff) – ebenso wie die Vitamine. Gelee Royale enthält vor allem Vitamine der B-Gruppe, die als Nervennahrung dienen und den Stoffwechsel auf vielen Ebenen anregen und beeinflussen. Insbesondere der Gehalt an Pantothensäure (Provitamin B_5) ist sehr hoch. Dieses essenzielle

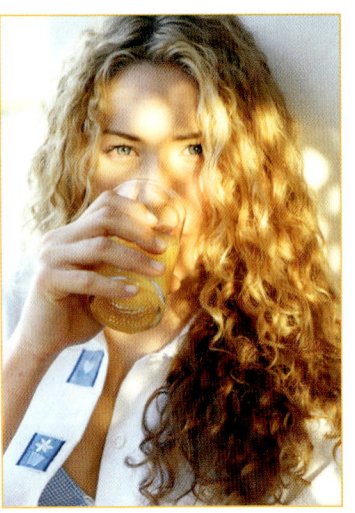

Vitamin pflegt Haut und Haare, lindert Hautreizungen, fördert die Abwehrkräfte der Schleimhäute und beschleunigt die Wundheilung. Da Gelee Royale neben Pantothensäure auch Vitamin H enthält, das unsere Haut und Haare ebenfalls bestens in Szene setzt, wird das Elixier als Mittel bei vielen Hautproblemen geschätzt und ist auch bei der Herstellung von pflegenden Kosmetika gefragt.

Wertvolle Wirkstoffe in Spuren

Gelee Royale enthält weitere Inhaltsstoffe, die in geringen Mengen vorkommen, aber dennoch hochwirksam sind. Dazu zählen:

♦ **Azetylcholin** (Quelle: D. Henschler, 1956); die Substanz ist ein Botenstoff der Nervenzellen, der die Nerven stärkt und für die Gedächtnis- und Lernleistung des Gehirns von großer Bedeutung ist. Zudem unterstützt Azetylcholin die Funktion des Herzens.

♦ **10-Hydroxy-2-Decensäure** (Quelle: J. Zhou et al., 2007); diese langkettige Fettsäure wirkt keimhemmend. Außerdem werden ihr weitere gesundheitsfördernde Eigenschaften wie die Regulation des Blutzuckerspiegels und des Blutdrucks zugeschrieben.

- **Hydroxybenzoesäureme-thylester** (Quelle: H. Ishiwata et al., 1995); bei dem Wirkstoff handelt es sich um ein natürliches Konservierungsmittel.
- **Sterole** (Quellen: M. Barbier, D. Bogdanovsky, 1961; Forschungsanstalt ALP, 2006); diese sekundären Pflanzenstoffe weisen unter anderem hormonähnliche Wirkungen auf.

Gelee Royale – eine rundum gesunde Sache

Aufgrund seiner wertvollen Inhaltsstoffe ist Gelee Royale ein exquisiter Kraftspender für den Menschen. In der Apitherapie ist das Bienenprodukt deswegen sehr beliebt. Der Apitherapeut Dr. Stefan Stangaciu bezeichnet es gar als das beste Nahrungsmittel, das es gibt. In ihm sei alles enthalten, was der Mensch zum Leben brauche. Unzählige Erfahrungsberichte von Menschen, die Gelee Royale angewendet haben, geben ihm Recht.

Mehr Vitalität und Wohlbefinden

Gelee Royale regt den Appetit an und beugt dank seiner vielen Inhaltsstoffe Nährstoffmängeln vor. Es füllt die Vitalstoffreserven des Körpers auf und stärkt die Abwehrkräfte. Vor allem gestresste, ausgebrannte, ältere und kranke Menschen gewinnen durch die Nahrungsergänzung enorm an Vitalität und Wohlbefinden. Gelee Royale verbessert ihre Regenerationsfähigkeit und Widerstandskraft und steigert die Libido. Aber auch Jugendliche in der Wachstumsphase profitieren von dem Stärkungsmittel.

Wegen seines hohen Gehalts an B-Vitaminen und Azetylcholin wird Gelee Royale gerne eingesetzt, um die Nerven zu stärken und die Gehirnleistung zu verbessern. Viele Spitzensportler nutzen die Powernahrung zur Steigerung der körperlichen Leistungsfähigkeit. Beispielsweise hat sich der

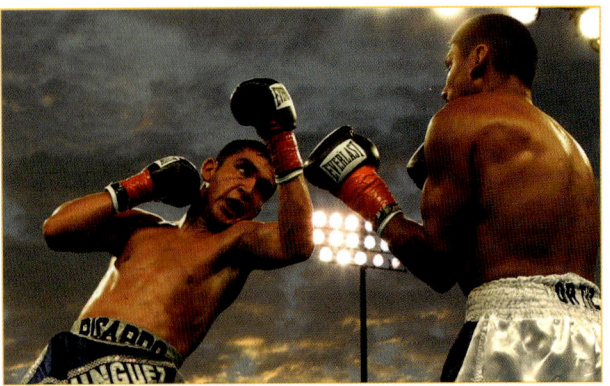

größte Schwergewichtsboxer aller Zeiten, der US-Amerikaner Muhammad Ali, vor Wettkämpfen und im Training einen guten Teil seiner Kraft aus dem Futter der Bienenköniginnen geholt.

Schönheit für die Haut

Gelee Royale wird in vielen kosmetischen Produkten eingesetzt. Aufgrund seiner hautfreundlichen Vitamine – Pantothensäure und Vitamin H – pflegt es die Haut auf einzigartige Weise, unterstützt die Wundheilung und lindert Reizungen. In Tierversuchen wurden die regenerierenden, wundheilungsfördernden und antientzündlichen Eigenschaften des Gelees ebenso nachgewiesen wie ihr positiver Effekt auf Neurodermitis und andere Krankheiten der Haut (Quellen: S. Koya-Miyata et al. 2004; Y. Taniguchi et al., 2003; A. Fujii et al., 1990).

Besserer Schutz – längeres Leben

In wissenschaftlichen Versuchen hat sich herausgestellt, dass die regelmäßige Einnahme von Gelee Royale das Leben von Tieren um durchschnittlich 25 Prozent verlängern kann (Quelle: S. Inoue et al., 2003). Nach Meinung der Forscher liegt das daran, dass Wirkstoffe in dem Bienenprodukt den Körper der Tiere vor oxidativem Stress bewahren. In einer weiteren Untersuchung im Reagenzglas wurde diese antioxidative Wirkung von Gelee Royale bestätigt (Quelle: T. Nagai et al., 2006). Wissenschaftler schließen daraus, dass das Bienenprodukt auch den Menschen vor oxidativen Schäden durch freie Radikale schützen kann.

Und tatsächlich: Es hat sich gezeigt, dass sich der Königinnenfuttersaft positiv auf die Gesundheit der Blutgefäße des Menschen auswirkt, da er in der Lage ist, das Verhältnis von gesundheitsförderlichem HDL- zu schädlichem LDL-Cholesterin und den Blutfettgehalt günstig zu beeinflussen (Quelle: Y. T. Cho, 1977). Einer wissenschaftlichen Veröffentlichung zufolge sanken die Gesamtblutfette bei Menschen durch die Gabe von 50 bis 100 Milligramm pro Tag um bis zu 10 Prozent und die Cholesterinwerte um 14 Prozent (Quelle: J. Vittek, 1995).

Die Blutgefäße werden so vor schädlichen Ablagerungen geschützt. Darüber hinaus senkt Gelee Royale den Blutdruck und beeinflusst den Blutzuckerwert positiv (Quelle: H. Okuda et al., 1998). Das Bienenprodukt schützt unser Herz-Kreislauf-System damit in mehrfacher Hinsicht.

Kroatische Forscher haben nun beobachtet, dass Gelee Royale bei Tieren in hohen Dosen der Entstehung von Krebs vorbeugen kann (Quelle: Pharmazeutische Zeitung, 2004). Ob es sich hierbei um den Einfluss von antioxidativ wirksamen oder krebszellabtötenden Substanzen in dem Bienenprodukt handelt oder ob Gelee Royale krebswachstumshemmend wirkt, indem es das körpereigene Abwehrsystem stimuliert, ist bislang nicht geklärt. Inwieweit die Ergebnisse auf den Menschen übertragbar sind, ist ebenfalls nicht bekannt.

Durch freie Radikale wird Cholesterin im Blut oxidiert. Dabei entstehendes, gefährliches LDL-Cholesterin lagert sich an den Blutgefäßwänden ab, was das Arteriosklerose-Risiko ebenso erhöht wie die Wahrscheinlichkeit, einen Herzinfarkt oder einen Schlaganfall zu erleiden. Gelee Royale schützt die Gefäße vor solchen Prozessen.

Stärkung des Immunsystems

Gelee Royale ist bekannt für seine immunsystem-stimulierende Wirkung. In der Apitherapie wird das Bienenprodukt deswegen gegen Abwehr-schwäche eingesetzt (Forschungsanstalt ALP, 2006). Wegen seiner keimhemmenden Eigenschaften (Quelle. M. S. Abd-Alla et al., 1995), die hauptsächlich auf die 10-Hydroxy-2-Decensäure und den Hydroxy-benzoesäuremethylester zurückzuführen sind, ist Gelee Royale als Hausmittel bei grippalen Infekten und Erkältungskrankheiten sehr beliebt.

In Rumänien wird Gelee Royale als Naturheilmittel gegen Grippe in hier-zulande ungewöhnlicher Form ange-wendet: Zur Stärkung verspeisen die Menschen eine ganze Weiselzelle mitsamt des Königinnenfuttersaftes und der Königinnenlarve.

Harmonisierung des Hormon-haushaltes

Viele Forschungen haben er-geben, dass Gelee Royale das Wohlbefinden von Frauen mit Wechseljahres-Beschwerden fördert. Ein Beispiel dafür ist eine Untersuchung an der endokrino-logischen Abteilung der Frauen-klinik der medizinischen Fakultät Sarajevo (Bosnien-Herzegowina). Dort konnten mit einer Mischung aus Gelee Royale und Blüten-pollen nicht nur Symptome wie Hitzewallungen bei Frauen mit Beschwerden in den Wechsel-jahren gelindert werden, viel-mehr wirkte sich die Mixtur aus Bienenprodukten auch positiv auf die Psyche und den Aktivitäts-drang der behandelten Frauen aus (Quelle: H. Ehmann, 1998).

Die Wirkung des Königinnen-saftes bei Problemen in den Wechseljahren führen Wissen-schaftler unter anderem auf die

Sterine in dem Bienenprodukt zurück. Sie lösen ähnliche Effekte im weiblichen Organismus aus wie das körpereigene Östrogen (Quelle: S. Mishima et al., 2005) und harmonisieren so den sich in den Wechseljahren verändernden Hormonhaushalt.

Gelee Royale wird aufgrund seiner hormonähnlich wirkenden Substanzen in der Apitherapie nicht nur bei Wechseljahres-Beschwerden von Frauen, sondern auch bei Prostataleiden von Männern angewendet (Quelle: S. Stangaciu, 2000). Wissenschaftliche Belege für die Wirksamkeit des Bienenproduktes bei Prostata-Vergrößerungen gibt es bislang allerdings noch nicht.

Hilfe bei Osteoporose?

In Tierversuchen wurde jüngst nachgewiesen, dass Gelee Royale die Knochenbildung bei Tieren fördern kann (Quelle: Y. Narita et al., 2006). Spezialisten gehen davon aus, dass Frauen in und nach den Wechseljahren von dieser Eigenschaft des Königinnensaftes profitieren können, da ihre Knochensubstanz mit zunehmendem Alter leidet und die Knochen drohen, brüchig zu werden. Weitere Untersuchungen werden zeigen, ob sich die Ergebnisse der Tierexperimente auf den Menschen übertragen lassen.

Gelee Royale im täglichen Einsatz

Gelee Royale enthält einen ausgewogenen Cocktail aus Nähr-, Vital- und sekundären Pflanzenstoffen. Für stark belastete, schwache und ältere Menschen ist die Nahrungsergänzung ein wahrer Jungbrunnen. Auch Menschen, die sich schlecht ernähren, geben ihrem Körper mit dem Bienenprodukt verbrauchte Energien zurück. Außerdem enthält die kraftspendende Nahrung der Bienenköniginnen jede Menge Wirkstoffe, die den Körper bei der Genesung unterstützen und die Regeneration nach Krankheiten fördern.

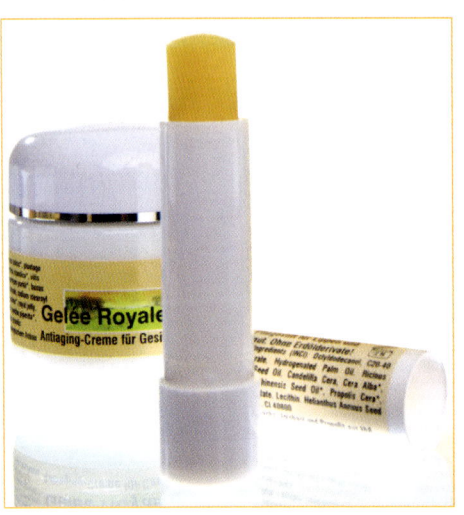

**Gelee-Royale-Produkte
zur innerlichen Anwendung:**
♦ pur
♦ in Trinkampullen, Kapseln und Tabletten
♦ als Powerpaket gemischt mit Honig und anderen Bienenprodukten

zur äußerlichen Anwendung:
♦ in Cremes und anderen Pflegeprodukten

Tipp!
Gelee Royale ist sehr licht- und temperaturempfindlich. Bewahren Sie es deswegen am besten in Behältern mit dunklem Glas luftdicht verschlossen und im Kühlschrank auf. So hält sich Gelee Royale mehrere Wochen bis Monate.

Anwendungstipps

Innerlich angewendet wird Gelee Royale am besten auf nüchternen Magen morgens vor dem Frühstück verzehrt. Wie bei allen natürlichen, sanft wirkenden Mitteln gilt: Die kräftigende Nahrung sollte über eine Dauer von drei bis sechs Wochen angewendet werden. Nur so haben die Inhaltsstoffe genügend Zeit, ihre gesundheitsfördernden und stärkenden Eigenschaften voll zu entfalten.

Wichtige Informationen für Anwender

Nahrungsergänzungen mit Gelee Royale sind keine Heilmittel, vielmehr gehören sie zu der Kategorie von Lebensmitteln, die sich durch einen ungewöhnlich hohen Gehalt an gesunden Wirkstoffen auszeichnet und so in der Lage ist, die Selbstheilungskräfte zu stärken. Dennoch gilt: Menschen mit einer ernsthaften Krankheit sollten sich mit dem Königinnenfuttersaft nicht selbst behandeln, sondern einen Therapeuten aufsuchen.

Bei der Anwendung von Gelee Royale in der in diesem Buch angegeben Dosierung treten in der Regel keine Nebenwirkungen auf. In seltenen Fällen kann es allerdings zu heftigen allergischen Reaktionen kommen. Asthmatiker und Menschen, die auf andere Bienenprodukte allergisch reagieren, sollten aus diesem Grund ganz auf den Gebrauch von Gelee Royale verzichten. Tritt bei Ihnen eine Überempfindlichkeitsreaktion auf, setzen Sie das Produkt bitte sofort ab.

Unbedingt empfehlenswert ist es, sich vor dem erstmaligen Gebrauch einem Allergietest bei einem erfahrenen Therapeuten zu unterziehen. Außerdem sollten Sie Gelee Royale vor jedem Anwendungszyklus zunächst niedrig dosiert einnehmen und die Einnahmemenge über mehrere Tage langsam steigern, bis Sie die Enddosis erreicht haben.

Kur zur Stärkung

Zur Besserung des Allgemeinbefindens, zur Stärkung des Organismus bei chronischen Erschöpfungszuständen, bei erhöhter Infektanfälligkeit, bei Stress und hoher körperlicher Beanspruchung im Sport oder im Berufsleben und für Frauen in oder nach den Wechseljahren ist es empfehlenswert, zweimal pro Jahr eine drei- bis sechswöchige Gelee-Royale-Kur zu machen. Erwachsene nehmen dazu zweimal täglich jeweils 250 Milligramm Gelee Royale ein. Lassen Sie den

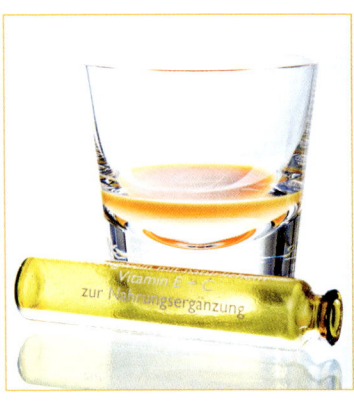

zähen Saft langsam auf der Zunge zergehen, damit seine Wirkstoffe bereits über die Mundschleimhaut in den Körper gelangen können.

Eine Alternative ist es, den Königinnensaft nicht pur, sondern in Tablettenform einzunehmen. Ebenfalls sehr gesund sind Nahrungsergänzungen mit Gelee Royale, denen andere Bienenprodukte beigemischt sind. Erhältlich sind sie zum Beispiel als Trinkampullen und als Honig-Mix. Der Vorteil dieser Produkte: So genießen Sie die geballte Gesundheit aus dem Bienenstock.

Bei Erkältungskrankheiten

Bei Erkältungen empfiehlt es sich, zweimal täglich jeweils 500 Milligramm Gelee Royale zu verzehren. Ist die Erkältung abgeklungen, nehmen Sie zwei weitere Wochen lang zweimal täglich jeweils 250 Milligramm Gelee Royale.

Cremes für eine vitalere, jüngere Haut

Die tägliche Pflege mit Gelee-Royale-Cremes fördert die Zellerneuerung, unterstützt gestresste und gereizte Haut bei der Regeneration und verbessert die Hautstruktur auf lange Sicht. Dank der hautpflegenden Vitamine im Gelee Royale wird die Haut dabei zart und sieht jünger aus. Gelee-Royale-Cremes sind insbesondere für trockene und reife Haut empfehlenswert.

Fallbeispiele

Rainer B. aus Berlin hat eine Leitungsfunktion in seiner Firma inne, die ihn an seine psychischen Grenzen bringt:

„Ich war völlig fertig mit den Nerven, ich konnte kaum noch schlafen und mich selbst am Wochenende tagsüber nicht mehr entspannen. Auch im Urlaub habe ich stündlich Probleme der Firma in meinem Kopf gewälzt – die Lösung ließ mit der Zeit immer länger auf sich warten. Ich war einfach völlig ausgebrannt. Seitdem ich Gelee Royale nehme, bin ich geistig wieder hellwach, fühle mich körperlich fitter und finde auch nachts wieder Ruhe. Ich kann mich wesentlich besser konzentrieren, wichtige Entscheidungen schneller treffen und arbeite effektiver. Kurz und gut: Ich weiß nicht, was ich ohne Gelee Royale machen würde."

Michaela A. aus Nürnberg ist seit Langem eine begeisterte Radsportlerin:

„Ich fahre seit vielen Jahren in der wärmeren Jahreszeit täglich eine Stunde Rad. Nach den langen Wintermonaten mangelte es mir meist an Kondition. Im Frühjahr mache ich seit vier Jahren parallel zu meinem Trainingsaufprogramm regelmäßig eine Gelee-Royale-Kur. So starte ich mit mehr Power in die Saison. Meist spüre ich schon nach ein paar Tagen, wie meine körperliche Energie und meine gute Laune wachsen. Ich möchte auf meine jährliche Gelee-Royale-Kur nicht mehr verzichten."

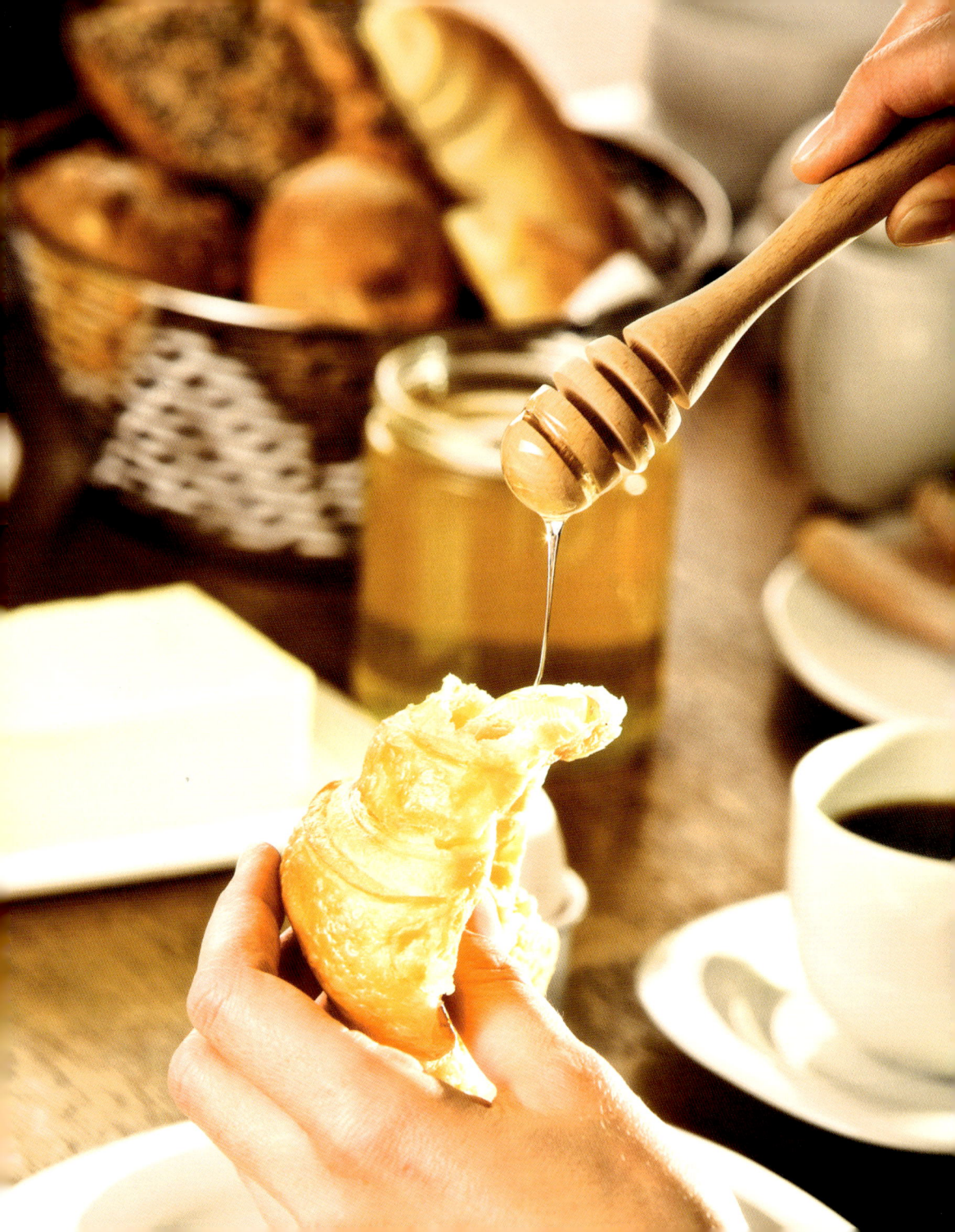

4 Honig –
süße „Medizin" und Köstlichkeit in einem

Lebenselixier und kulinarischer Genuss – nicht nur für Kinder

Ob als Brotaufstrich, im Dessert oder Gebäck, im Tee oder als schmackhafte Beigabe von delikaten Bratensoßen – Erwachsene wie Kinder lieben Honig. Die süße und dazu noch sehr gesunde Köstlichkeit gehört zu unserer täglichen Ernährung wie Salz und Pfeffer. Bevor der Honig uns jedoch das Leben schmackhaft macht, sind Tausende Bienen unterwegs, um ihn emsig zu sammeln. Über 50.000 Kilometer – das ist mehr als eine Umrundung der Erde – legen Arbeiterbienen zurück, damit gerade einmal 500 Gramm Blütenhonig im Bienenstock gelagert werden können. Währenddessen steuern sie bis zu zehn Millionen Blütenpflanzen an, um den Nektar mit ihrem Rüssel aufzusaugen und im

Magen zu deponieren. Im Bienenstock wird der frische Blütennektar, der einen Wassergehalt von etwa 70 Prozent hat, von den Stockbienen in Empfang genommen und zunächst getrocknet. Danach wird der unreife Honig in Wabenzellen gegeben und immer wieder mit dem Rüssel aufgesaugt und im Honigmagen zwischengelagert. Dort wird er mit Enzymen, organischen Säuren und weiteren Substanzen verfeinert. Bei diesem Reifungsprozess entwickelt sich der typische Geruch und der Geschmack des Honigs. Ist er ausgereift, wird er in die Waben gefüllt. Diese werden mit Wachsdeckeln verschlossen.

Nicht alle Bienen gewinnen ihren Honig aus dem Nektar von Blütenpflanzen. Einige Völker nutzen dafür den Honigtau, die meist kristallklaren, süßen Tröpfchen auf den Blättern von Bäumen oder Tannennadeln, die nichts anderes sind als Ausscheidungen von Blattläusen. Kaum zu glauben: Auf diese Weise entsteht exquisiter, köstlicher Waldhonig, der in der Regel dunkler und flüssiger ist und etwas herber schmeckt als Blütenhonig.

> Wie wir unser Brot aus Getreide herstellen, so erzeugen Bienen Honig aus Nektar. Es ist ihr Grundnahrungsmittel, ihr Lebenselixier.

Basiswissen: die Honigernte

Geschlossene, leicht eingefallene Wachsdeckel der Waben signalisieren, dass der Honig reif für die Ernte ist. Imker gehen dabei äußerst behutsam vor, um die Bienen bei der Entnahme des Honigs nicht zu verletzen und um einer Panik im Bienenvolk vorzubeugen. Zunächst werden die Bienen durch Räuchern, mit einem Gebläse 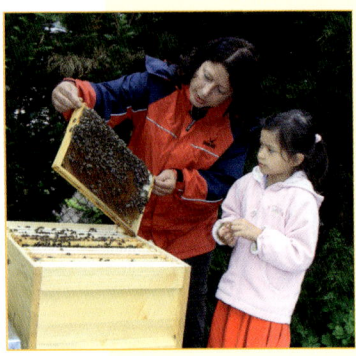 oder mithilfe von Bienenfluchten sanft aus dem Stock vertrieben. Danach werden die Rahmen mit den Waben entnommen und noch verbliebene Bienen vorsichtig abgebürstet.

Die Imker entnehmen bei der Ernte nur so viel Honig, dass den Bienen von ihrem mühevoll gesammelten Nahrungsvorrat genügend zum Überleben bleibt. Nur dieser verantwortungsvolle Umgang des Menschen mit seinen Schützlingen gewährleistet, dass ein Bienenstaat auf Dauer die Kraft hat, den süßen Honig und andere Bienenprodukte in ausreichender Menge und in bester Qualität zu produzieren. Die Imkerei beruht dabei auf einem gegenseitigen Geben und Nehmen – es funktioniert nur dann, wenn beide Partner davon profitieren, der Imker also für die bestmögliche Pflege seiner Schützlinge und für ihre Nahrung Sorge trägt. Nachdem die Rahmen mit dem reifen Honig entnommen wurden, werden viele Waben auf einmal mit einer speziellen Gabel oder einem Messer geöffnet. Danach wird der Honig in einer Zentrifuge aus ihnen herausgeschleudert. Der köstliche Saft fließt nun durch ein Sieb – dabei werden Fremdkörper wie Wachsreste entfernt – und kann dann in Gläser gefüllt werden. Gut gelagert hält er sich jahrelang. In Pharaonengräbern haben Forscher Honig in verschlossenen Tonkrügen entdeckt, der heute noch zum Verzehr geeignet wäre.

Heilmittel mit Tradition

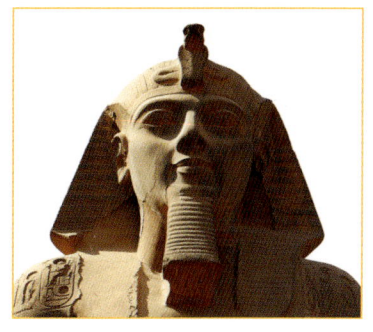

Seit vielen Jahrtausenden ist Honig als unverfälschtes Naturprodukt mit hohem Gesundheitswert sehr beliebt. 12.000 Jahre alte Höhlenmalereien in Spanien zeugen noch heute davon. Damals bedienten sich die Menschen allerdings in den Behausungen wilder Bienen. Die organisierte Bienenzucht hat sich erst vor 7.000 Jahren in Anatolien bzw. vor gut 4.000 Jahren in Ägypten und Mesopotamien entwickelt. Die kulinarische Köstlichkeit hatte in diesen Pioniertagen freilich ihren Preis: Ein Topf Honig wurde im dritten Jahrtausend vor Christi gegen einen Esel eingetauscht. Das wertvolle Gut Honig wurde bei den Menschen im alten Ägypten als Speise der Götter und als Quelle der Unsterblichkeit gepriesen. Das gewöhnliche Volk konnte sich diesen Luxus nicht leisten. Pharaonen nahmen Honig dagegen sogar mit ins Grab.

Im Altertum wandelte sich die Sicht auf die süße Leckerei: Das köstliche Lebensmittel wurde immer häufiger als gesundheitsspendendes Naturheilmittel eingesetzt, mit dem sich eine Vielzahl von Beschwerden lindern ließ. Bei allen großen Heilkundigen des Altertums war Honig Teil vieler Rezepturen gegen Krankheiten. So lehrte der griechische Arzt Hippokrates (ca. 460 – 377 v. Chr.), dass Honig Fieber senken und die Leistung von Athleten steigern kann. Auch der berühmte Arzt, Mystiker und Philosoph Paracelsus (1493 – 1541) hat Honig zur Herstellung vieler Heilmittel benutzt. Noch bis in die Mitte des vergangenen Jahrhunderts wurden die heilenden Eigenschaften des Honigs geschätzt. Im ersten und zweiten Weltkrieg haben Umschläge mit Honig die Wunden unzähliger Soldaten schneller heilen lassen. Danach wurde es langsam stiller um die Naturarznei: Antibiotika und andere Segnungen der modernen Medizin haben das Hausmittel verdrängt. Seit ein paar Jahren erlebt der sanft wirkende Honig jedoch eine Renaissance.

Vielfalt ist Trumpf:
Honig – ein Nährstoffcocktail

Honig enthält mehr als 100 verschiedene Vital- und Nährstoffe. Neben Traubenzucker (Glukose), Fruchtzucker (Fruktose) und anderen energiespendenden Kohlenhydraten, die je nach Sorte bis zu 80 Prozent des Honigs ausmachen, steckt eine Vielzahl von gesundheitlich wertvollen Wirkstoffen

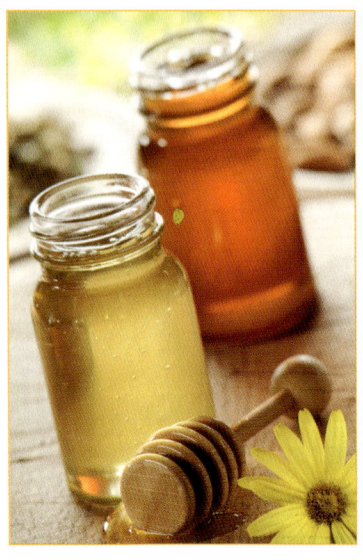

in dem süßen Saft: Dazu gehören Eiweiße, freie Aminosäuren, Azetylcholin, Flavonoide, Aromastoffe, organische Säuren, Vitamine, Mineralstoffe und Spurenelemente. Zwar sind nicht alle Substanzen in hoher Konzentration vorhanden, dafür ergänzen sie sich jedoch hervorragend in ihrer Wirkung:

♦ **Zucker:** Die Kohlenhydrate mit einem hohen Anteil an Trauben- und Fruchtzucker stellen die mengenmäßig stärkste Fraktion im Honig dar. Die Einfachzucker Glukose und Fruktose werden schnell in das Blut aufgenommen und machen das Bienenprodukt so zu einem exzellenten Energiespender. Der hohe Zuckergehalt bei zugleich niedriger Wasserkonzentration verhindert, dass sich Bakterien und Pilze wie Candida albicans im Honig vermehren (Quelle: N. S. Al-Waili, 2005).

♦ **Eiweiße und freie Aminosäuren:** Die Eiweiße des Honigs bestehen hauptsächlich aus Enzymen wie der Glukose-Oxidase, die antimikrobiell wirkt (Quelle: P. J. Taormina et al., 2001). Unter den freien Aminosäuren ist die im Honig am stärksten vertretene Aminosäure Prolin hervorzuheben.

Sie wird beim Menschen z. B. für die Bildung des roten Blutfarbstoffs benötigt.

♦ **Vitamine:** Honig weist in Spuren das für den Zell- und Blutgefäßschutz notwendige Vitamin C auf. Mit einigen nervenstärkenden Vitaminen der B-Gruppe, inklusive des hautpflegenden Provitamins B_5, und Vitamin H für schöne Haut und Haare hat das Bienenprodukt eine ähnliche Vitaminzusammensetzung wie Gelee Royale (s. S. 55).

♦ **Mineralstoffe und Spurenelemente:** Neben den Mineralstoffen und Spurenelementen Magnesium, Kalium, Kalzium, Eisen, Zink und Mangan, die auch in Propolis vorkommen (Wirkungen dieser Vitalstoffe, s. S. 19), enthält Honig in geringer Konzentration Chrom – wichtig für den Muskelaufbau sowie den

Honigtauhonige sind mineralstoffreicher als Blütenhonige.

Cholesterin- und Blutzuckerspiegel – und das für gesunde Zähne und Knochen benötigte Fluor.

♦ **Flavonoide:** Im Honig befinden sich viele verschiedene natürliche Pflanzenfarbstoffe, die Flavonoide – darunter die starken Antioxidantien Pinobaksin, Pinocembrin, Chrysin und Galangin (Quelle: F. Ferreres, 1994). Die genaue Flavonoid-Zusammensetzung ist abhängig von der Art und Herkunft der Pflanzen, die die Bienen für die Produktion ihres süßen Saftes besuchen. Besonders gut erforscht wurde dieser Sachverhalt an Eukalyptusbäumen. Im Honig, der vom Nektar dieser Pflanzen stammte, haben Wissenschaftler die Flavonoide Tricetin, Quercetin, Luteolin, Myricetin und Kaempferol nachgewiesen, die je nach Wachstumsort und Eukalyptusart in unterschiedlich hohen Konzentrationen gefunden wurden (Quellen: I. Martos et al., 2000; L. Yao et al., 2004). Flavonoiden werden weitreichende gesundheitsfördernde Eigenschaften zugesprochen (Quelle: B. A. Graf et al., 2005). Hervorzuheben ist neben der antimikrobiellen Wirkung auch das antioxidative Potenzial und die daraus resultierende krebsvorbeugende Wirkung. Kaempferol ist außerdem wegen seiner östrogenähnlichen Wirkungen als Pflanzenhormon bekannt.

◆ **Azetylcholin:** Wie im Gelee Royale (s. S. 56) ist der herzgesunde Nervenbotenstoff Azetylcholin auch im Honig zu finden (Quelle: T. P. Marquard et al., 1953).

◆ **Aromastoffe und organische Säuren:** Honig enthält etwa ein Prozent organische Säuren und Aromastoffe. Trotz dieser geringen Konzentration geben sie jedem Honig seine ganz persönliche Note, weil sie seinen Geschmack und Geruch prägen. So schmeckt säurereicher Honigtauhonig weniger süß als säurearme Blütenhonige. Beim Menschen wirken die Säuren des Honigs antibakteriell und antioxidativ (Quelle: I. Mato et al., 2003; E. Cremer, M. Riedmann, 1964). Außerdem regen sie den Appetit und die Verdauung an.

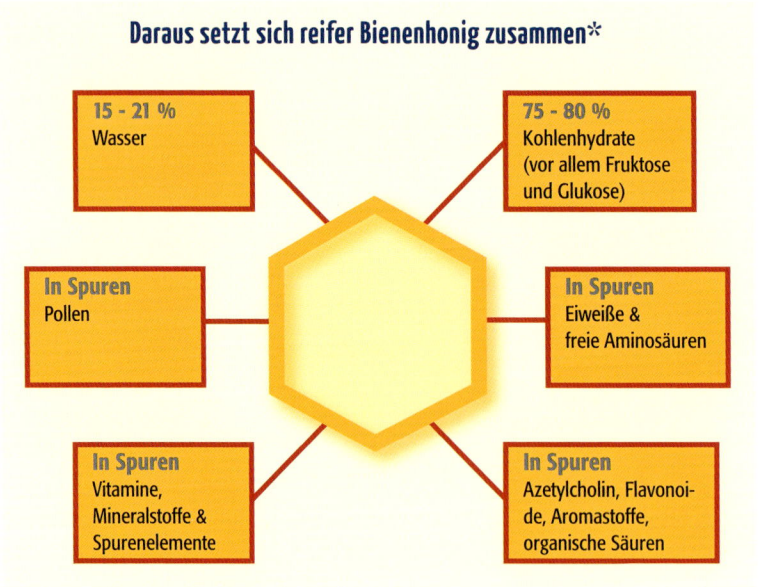

Daraus setzt sich reifer Bienenhonig zusammen*

15 - 21 %
Wasser

75 - 80 %
Kohlenhydrate
(vor allem Fruktose und Glukose)

In Spuren
Pollen

In Spuren
Eiweiße &
freie Aminosäuren

In Spuren
Vitamine,
Mineralstoffe &
Spurenelemente

In Spuren
Azetylcholin, Flavonoide, Aromastoffe,
organische Säuren

*Die Zusammensetzung von Bienenhonig ist je nach Herkunft, Sorte und Bienenvolk sehr unterschiedlich.
**Frischer Blütennektar enthält etwa 70 Prozent Wasser, reifer Honig hat einen Wassergehalt von weniger als 21 Prozent

Honig als „Naturmedizin"

Honig ist ein reines Naturprodukt, das nicht nur als Lebens- und Genussmittel dient. Vielmehr lässt es sich dank seiner einmaligen Zusammensetzung auf vielen verschiedenen Ebenen im Dienste der Gesundheit einsetzen.

Der Kraftspender

Aufgrund seines Zuckergehaltes ist Honig ein idealer Energiespender. In der Apitherapie wird Honig daher als Stärkungsmittel bei Krankheiten eingesetzt (Quelle: S. Stangaciu, 2000).

6.000 Kilokalorien verbraucht ein Tour-de-France-Fahrer pro Tag. Um den enormen Energiebedarf zu decken, verzehren die Radprofis bereits morgens zum Frühstück neben Müsli, Eiern, Obst und Nudeln ein halbes Glas Honig.

Auch in der Naturheilkunde wird das Bienenprodukt angewendet, um die Regeneration nach Krankheiten zu fördern, das Allgemeinbefinden zu verbessern und die Abwehrkräfte zu stärken. Außerdem wird es von Naturheilkundlern gegen Schlaflosigkeit und zur Anregung des Appetits eingesetzt. Ernährungswissenschaftler empfehlen das kraftspendende Elixier vor allem jungen Menschen in der Wachstumsphase, Schwangeren, Stillenden und körperlich wie geistig hart arbeitenden Personen.

Schutz und Vorsorge

Honig gilt als hervorragender Wächter über unsere Gesundheit, und das nicht ohne Grund: Der süße Saft enthält eine Vielzahl von Antioxidantien, vor allem Enzyme, Flavonoide und organische Säuren, wie in vielen wissenschaftlichen Untersuchungen nachgewiesen wurde (Quellen: C. Berg, B. M. Gensthaler, 2005; N. Gheldof et al., 2002). Forscher sind davon überzeugt, dass Honig aufgrund dieses stark antioxidativen Potenzials vor den negativen Auswirkungen freier Radikale schützt und so vorzeitigem Altern, Krebs, Arteriosklerose, Alzheimer und anderen Krankheiten beim Menschen vorbeugen kann (Quellen: Forschungsanstalt ALP, 2006; D. D. Schramm et al., 2003).

Konkrete Hinweise für die Schutzfunktion von Honig gibt es in Bezug auf die Leber und das Herz-Kreislauf-System. So hat der Forscher N. S. Al-Waili vom Dubai Specialized Medical Center (Vereinigte Arabische Emirate) 2003 in Versuchen an Tieren herausgefunden, dass Honig die Lebertätigkeit anregt und unser Entgiftungsorgan Nummer eins vor Schäden bewahrt.

Die positive Wirkung des Honigs auf Herz und Kreislauf wird ebenfalls von Wissenschaftlern diskutiert. In der Naturheilkunde wird das Bienenprodukt bereits seit Langem als unterstützendes Heilmittel bei Durchblutungs- und Herzrhythmus-Störungen, bei Entzündungen des Herzmuskels, bei Bluthochdruck und zur Regeneration nach Herzinfarkten eingesetzt.

Welcher Mechanismus genau hinter der Wirkung des Naturproduktes steckt, ist bislang nicht eindeutig geklärt. Was man weiß, ist Folgendes: Das Azetylcholin im Honig erweitert die Blutgefäße, fördert dadurch die Durchblutung und wirkt lebensbedrohlichen Engpässen in unserem Herz-Kreislauf-System entgegen (Quelle: L. Maiwald, 2000). Außerdem sorgt Honig für gesunde Blutgefäße, weil es die Konzentration von schädlichen Blutfetten wie Triglyzeriden und Cholesterin sinken lässt; auch der Blutzuckerspiegel wird gesenkt (Quellen: N. S. Al-Waili, 2003; J. Busserolles et al., 2002). So wird sowohl der Zuckerstoffwechsel positiv beeinflusst als auch die Gefahr verringert, dass schädliche Fette sich an den Blutgefäßwänden ablagern und zu einer Arteriosklerose mit erhöhtem Herzinfarkt- und Schlaganfall-Risiko führen.

Hilfe bei Infektionen

Infektionskrankheiten trainieren die körpereigene Abwehrkraft von Kindern, sind im Grunde genommen also sehr gesund. Kinderärzte empfehlen deswegen, bei leichteren Erkältungen nicht mit der „chemischen Keule" zu agieren, sondern den vom Körper eingeleiteten Heilungsprozess mit „Omas Naturarznei" lediglich sanft zu unterstützen: Warme Milch mit Honig ist ein solches Hausmittel, das vor allem zur Linderung von Husten eingesetzt werden kann (Quelle: K. A. Gräfe, 2005). Nicht nur bei Kindern, auch bei Erwachsenen verfehlt das Bienenprodukt seine Wirkung nicht. Einerseits beruhigt der Honig die Schleimhäute und hilft, Entzündungen zu lindern, andererseits unterstützt er den Organismus dabei, mit den Krankheitserregern fertig zu werden.

Honig hilft nicht nur gegen Erreger der Atemwege. In wissenschaftlichen Tests wurde die wachstumshemmende Wirkung des Bienenproduktes nachgewiesen bei:

- **Bakterien**, darunter **Pseudomonaden** (Auslöser von Infekten der Atem- und Harnwege, Wundinfektionen, Blutvergiftungen und Herzerkrankungen), **Streptokokken** (unter anderem verantwortlich für das Entstehen von Karies), das Darmbakterium **Escherichia coli**, für den Menschen wegen ihrer Antibiotikaresistenz gefährlich gewordene Stämme von **Staphylokokken** (Erreger von Haut- und Schleimhauterkrankungen) und **Enterokokken** (Auslöser von Harnwegsinfekten, Blutvergiftungen und Herzerkrankungen) sowie **Helicobacter pylori**, Verursacher von Gastritis und Geschwüren im Magen und Zwölffingerdarm (Quellen: C. Basualdo et al., 2007; N. S. Al-Waili et al., 2005; D. P. McGovern et al., 1999);
- **einzelligen, begeiselten Leishmania-Arten**, die weltweit Tierseuchen auslösen (Quelle: B. Zeina et al., 1997);
- dem **Virus Herpes simplex** (Quelle: B. Banerjee, 2006);
- **Hefepilzen** wie **Candida albicans** (Quelle. N. S. l-Waili et al., 2005).

Gut für die Verdauung

Aufgrund seines Gehaltes an organischen Säuren und Enzymen regt Honig die Verdauungstätigkeit an. Von Naturheilkundlern und Apitherapeuten wird das Bienenprodukt deswegen als sanfte Arznei gegen Darmträgheit geschätzt. Aber auch im umgekehrten Fall zeigt Honig Wirkung: Bei Kindern hat Honig sich als Mittel gegen bakteriell bedingte Magen-Darm-Grippe bewährt, wie eine Studie gezeigt hat (Quelle. I. E. Haffejee, A. Moosa, 1985). Demzufolge unterstützt der süße Aufstrich den Körper dank seiner Mehrfachzucker dabei, die durch den bakteriell bedingten Durchfall gestörte Darmflora neu aufzubauen. Denn der Honig fördert das Wachstum der natürlich im Verdauungstrakt vorkommenden, nützlichen Bifidobakterien (Quelle: S. Kajiwara et al., 2002).

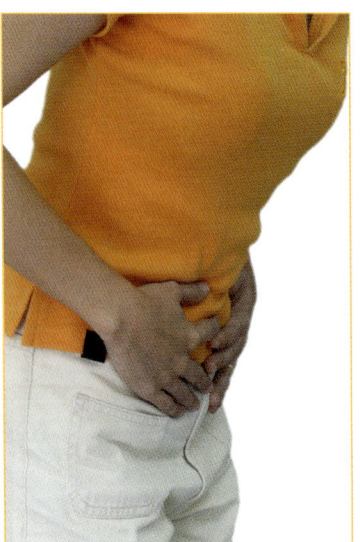

Der Wundenheiler

Honig ist Balsam für die Haut. Das haben Forscher mit einer Vielzahl von Studien belegt. Das Bienenprodukt hat sich dabei unter anderem bei der Behandlung von Geschwüren, Verbrennungen und Operationswunden als heilungsfördernd erwiesen (Quelle: P. C. Molan, 2001). Auch gegen Lippen- und Genitalherpes wurde Honig erfolgreich eingesetzt. Im Vergleich mit einer handelsüblichen Antivirencreme schnitt das Elixier sogar besser ab (Quelle: N. S. Al-Waili, 2004). Honig wirkt als Wundheilungsmittel auf verschiedene Weise. Auf die Haut oder auf Schleimhäute aufgetragen, beugt es Infektionen vor, lindert Entzündungen, löst totes Gewebe ab und bindet Gerüche. Die antimikrobielle Wirkung von

Honig trocknet Bakterien aus:
Unter dem Mikroskop ist dieses Phänomen eindrucksvoll zu beobachten. Träufelt man etwas Honig auf Bakterien, dann lösen sich diese innerhalb kürzester Zeit scheinbar in Luft auf.

Honig beruht auf drei unterschiedlichen Mechanismen (Quelle: J. Karpelowsky, M. Allsopp, 2007):

◆ Beim Zuckerumbau durch das Enzym Glukose-Oxidase entsteht desinfizierendes, also gegen Bakterien wirksames Wasserstoffperoxid.

◆ Flavonoide und organische Säuren hemmen das Bakterienwachstum.

◆ Zucker bindet aufgrund seines geringen Wassergehaltes das Wasser von Bakterien und Pilzen und trocknet sie dadurch aus.

Immer mehr Kliniken in Deutschland nutzen Honig zur Versorgung von Wunden. Wo Bakterien gegen jedes Antibiotikum resistent sind, hat die süße Arznei ihren großen Auftritt: Bei chronisch mit Bakterien verunreinigten Wunden ist Honig häufig das letzte Mittel, um die Wunde sanft und effektiv von der Infektion zu befreien.

Jahrhundertealtes Wissen, das heute hilft

Honig ist ein reines Naturprodukt, das unseren Körper mit Energie versorgt und wertvolle Inhaltsstoffe enthält, die lebensnotwendige biologische Prozesse steuern und den Stoffwechsel in vielerlei Hinsicht unterstützen können. Dennoch ist das süße Bienenprodukt keine Medizin in der gebräuchlichen Bedeutung, das auf Rezept erhältlich ist. Vielmehr ist es ein stärkendes, gesundes Lebenselixier, das als Haus- und Naturheilmittel seit Jahrhunderten bei vielen Beschwerden erfolgreich eingesetzt wird.

Honigprodukte im Handel

◆ Honig pur
◆ In Getränken wie Likören, Met und Wein
◆ Pflegendes Elixier in Kosmetika (Cremes, Seifen, Shampoos, Dusch-Gel etc.)
◆ Als Nahrungsergänzung in Verbindung mit Gelee Royale, Propolis und Pollen
◆ Bestandteil von Süßigkeiten wie Honig-Propolis-Bonbons und Gummibärchen

Legenden über die Qualitätskriterien

Ob Honig fest oder flüssig ist, sagt nichts über seine Güte, sondern etwas darüber aus, von welchen Pflanzen die Bienen den Nektar gesammelt haben. In der Regel gilt: Blütenhonige sind eher fest, Honigtauhonige dagegen flüssig. Mit der Zeit kristallisieren auch flüssige Honige. Das ist ein ganz natürlicher Vorgang, der nicht mit einem Verlust an Qualität einhergeht.

Auch der oft verwendete Zusatz „kaltgeschleudert" hat nichts mit der Honigqualität zu tun. Der Begriff ist eine reine Erfindung von Werbestrategen, die beim Käufer damit eine Assoziation mit „gesunden" kaltgepressten Pflanzenölen herstellen wollen. Warmgeschleuderten Honig gibt es faktisch nicht, denn das würde bedeuten, beim Schleudern nicht nur den Honig, sondern außerdem das

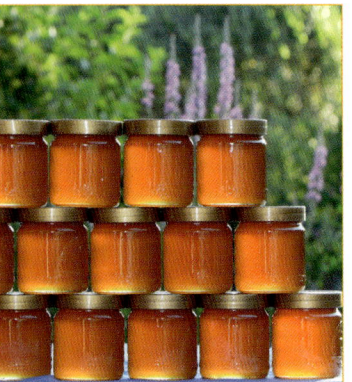

warme Wachs der Waben zu lösen. Das dabei entstehende Endprodukt wäre sicherlich ungenießbar.

So wird Honig richtig gelagert!

Viele Wirkstoffe des Honigs sind äußerst licht- und temperaturempfindlich. Deswegen empfiehlt es sich, ihn dunkel und bei Temperaturen von etwa 11 (festere) und 18 Grad Celsius (flüssige Sorten) zu lagern. Honig kann auch bei minus 18 Grad tiefgefroren werden. Damit Honig keine Flüssigkeit zieht oder fremde Gerüche annimmt, wird er am besten in gut verschließbaren Gefäßen aufbewahrt. Richtig gelagert hält sich Honig mehrere Jahre.

Tipp!
Der Verzehr von Biohonigen ist besonders empfehlenswert!

Täglich einen Löffel Gesundheit naschen

Ob innerlich oder äußerlich angewendet – eine Auswahl an bewährten Honigrezepturen erhalten Sie hier:

Der traditionelle Schlummertrunk

Dieses Hausmittel gilt traditionell als Mittel gegen Schlafstörungen: Erwärmen Sie ein Glas Milch und mischen Sie einen Esslöffel Sommerblütenhonig darunter. Trinken Sie die Mischung eine halbe bis eine Stunde vor dem Zu-Bett-Gehen. Alternativ: Wer keine Milch mag, der kann auch Melissentee mit einem Esslöffel Honig vermischt trinken, um die nötige Bettschwere zu erlangen.

Tipp!
Lösen Sie Honig nur in Flüssigkeiten auf, die maximal 40 Grad Celsius warm sind. Bei höheren Temperaturen werden wichtige Wirkstoffe im Honig zerstört.

Wichtige Informationen für Anwender

Honig ist ein gesundes Nahrungsmittel, das wie alle Lebensmittel dennoch nicht von allen Menschen ohne Risiko verzehrt werden kann. Folgendes sollten Sie deswegen bei der Anwendung des Bienenproduktes beachten:

Können Allergien beim Verzehr von Honig auftreten?

Wegen des geringen Pollenanteils im Honig kann es in ganz seltenen Fällen zu Allergien kommen! Sollte eine Überempfindlichkeitsreaktion bei Ihnen auftreten, dann verzichten Sie bitte auf den Verzehr von Honig.

Wie wirkt sich der Genuss von Honig bei Diabetikern aus?

Diabeteskranke dürfen Honig in Maßen verzehren. Allerdings sollte die Einnahmemenge und die Anwendung mit dem behandelnden Arzt abgestimmt werden!

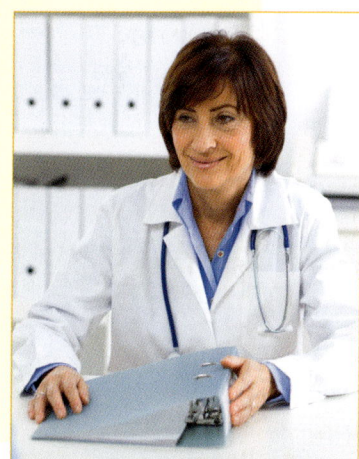

Dürfen Säuglinge Honig zu sich nehmen?

Nein! Honig sollte Babys im ersten Lebensjahr nicht verabreicht werden, da einige für Säuglinge gefährliche Bakterien in dem Bienenprodukt überleben können. Dazu gehören die Sporen des Krankheitserregers Clostridium botulinum. Er gibt ein Gift ab, das Lähmungserscheinungen hervorruft. Für Kinder ab einem Jahr und für Erwachsene ist das Bakterium völlig harmlos – sie dürfen sich ihren Alltag also unbedenklich mit dem gesunden Bienenprodukt versüßen. Säuglinge dagegen können einen bleibenden Schaden durch die Infektion mit dem äußerst selten vorkommenden Erreger davontragen.

Ungefährlich ist die hierzulande industriell gefertigte Babynahrung mit Honig. Sie wurde so stark erhitzt, dass die Bakterien darin keine Überlebenschance haben. Allerdings bleibt so mancher gesunder Wirkstoff bei dem Herstellungsprozess ebenfalls auf der Strecke.

Eine starke Kombination: Apfelessig und Honig

Bei Schlafproblemen, bei Dauermüdigkeit und Erschöpfung hilft folgende Mixtur: Geben Sie einen Esslöffel Sommerblüten- oder Lavendelhonig und zwei Esslöffel Obstessig in ein Glas lauwarmes Wasser. Trinken Sie diese Mischung jeweils dreimal täglich über einen Zeitraum von ein bis zwei Monaten. Wiederholen Sie die Kur bei Bedarf bis zu zweimal im Jahr.

Der Klassiker: Honigmilch bei Erkältungen

Mischen Sie ein Glas lauwarme Milch mit zwei Esslöffeln Akazien-, Lindenblüten- oder Waldhonig. Trinken Sie davon zwei bis drei Gläser verteilt über den Tag. Sie können anstelle der Milch auch lauwarmen Tee wie Lindenblüten- oder Thymiantee verwenden. Erkrankungen der Atemwege und Erkältungen werden so auf sanfte Weise gelindert.

Der Verdauung zuliebe

Geben Sie zwei Esslöffel Fenchelhonig in ein Glas lauwarmes Wasser. Trinken Sie diese Mischung morgens auf nüchternen Magen. Das regt die Verdauung an. Ebenfalls empfehlenswert bei Verdauungsbeschwerden: mit Akazien- oder Waldhonig gesüßter Fencheltee.

Halsschmerzen auf sanfte Weise lindern

Schon Oma kannte diese Rezeptur: Mit einem Glas lauwarmem Wasser, in dem ein Esslöffel Honig aufgelöst wurde, lassen sich Schmerzen im Hals ohne den Einsatz von Chemie lindern. Gurgeln Sie mehrmals täglich mit der Honig-Wasser-Mixtur und spucken Sie diese anschließend aus.

Unterstützung bei Husten und Heiserkeit

Ein hervorragendes Hausmittel gegen Husten, Heiserkeit und Kratzen im Hals ist eine Mischung aus Ingwer, Fencheltee und Honig. Geben Sie dafür zwei Scheiben frischen Ingwer in ein Glas frisch zubereiteten Fencheltee. Lassen Sie die Mischung mindestens eine Viertelstunde ziehen. Geben Sie dann einen Esslöffel Honig in den lauwarmen Tee und trinken Sie ihn schluckweise. Wiederholen Sie die Anwendung bis zu zweimal täglich.

Gestresst oder ausgebrannt? Honig hilft!

Stehen Sie körperlich oder geistig stark unter Druck, leiden Sie unter einem schwachen Allgemeinbefinden und fühlen Sie sich ausgepowert? Dann tanken Sie täglich neue Energie: Mischen Sie ein bis zwei Esslöffel Blütenhonig und 250 Milligramm Gelee Royale mit einem Glas frischgepresstem Fruchtsaft. Trinken Sie täglich ein Glas davon.

Honig zur Wundheilung

Bei Schürf- und Schnittwunden wird empfohlen, Honig (vor allem Waldhonig) auf die lädierten Stellen zu streichen. Das schützt die Wunde und hilft der Haut bei der Regeneration des geschädigten Gewebes. Honig unterstützt auch den Heilungsprozess bei leichten Verbrennungen. Auf die betroffenen Stellen aufgetragen, lindert er die Schmerzen und wirkt Infektionen entgegen.

Hautunreinheiten wirksam bekämpfen

Sicherlich kostet es etwas Überwindung, sich das Gesicht mit Honig einzureiben. Wenn Sie unter Hautunreinheiten leiden, sollten Sie es dennoch ausprobieren – es lohnt sich. Tragen Sie den Honig pur auf die unreinen Stellen auf und lassen Sie ihn mindestens zwanzig Minuten einwirken. Danach mit lauwarmem Wasser abspülen. Regelmäßige Honigkuren haben schon viele Menschen von ihren lästigen Pickeln befreit.

Bei Herpes simplex
Tragen Sie Honig mehrmals täglich pur auf die Bläschen auf.

Honig als Kosmetikum

Himmlisch – wie Kleopatra entspannt in Milch und Honig baden: Verrühren Sie 150 Gramm Honig mit einem Liter Milch und mischen Sie das Ganze mit nicht mehr als 36 Grad warmem Badewasser. Tauchen Sie nun für mindestens zwanzig Minuten lang ein in dieses Badevergnügen. Nach einer kurzen Dusche wird sich Ihre Haut wunderbar zart und geschmeidig anfühlen. Das Honigbad ist die ideale Vorbereitung für das anschließende Bad in der Menge, ob im Nachtleben in der Disko oder auf einer Party bei guten Freunden.

Porentiefe Reinigung für einen strahlenden Teint

Mischen Sie zwei Esslöffel (flüssigen) Honig mit vier Esslöffeln Buttermilch oder Jogurt. Geben Sie einige Tropfen Rosenwasser dazu. Tragen Sie die Mischung nun auf das Gesicht (Augenpartie aussparen) und den Hals auf. Das Ganze ein paar Minuten einziehen lassen und anschließend mit warmem Wasser gründlich abwaschen. Die Reinigungsmilch reinigt und vitalisiert die Haut mit durchschlagendem, sichtbarem Erfolg vor allem nach Nächten, in denen Sie wenig geschlafen haben. Sie hilft bei der Regeneration und lässt den Teint trotz Grenzbelastung erstrahlen.

Von wegen spröde Lippen!
Haben Sie rissige und spröde Lippen? Dann streichen Sie mindestens einmal täglich Honig darauf. Lassen Sie ihn ein paar Minuten einziehen und spülen Sie ihn anschließend mit Wasser ab. So bleiben ihre Lippen zart und weich. Diese Rezeptur wirkt übrigens auch bei rauen Ellbogen.

Die Wohlfühlmaske – gönnen Sie Ihrer Haut diese Zeit

Mischen Sie vier Esslöffel Quark und einen Esslöffel Honig mit einem Eigelb. Tragen Sie die Mixtur auf Gesicht (Augenpartie aussparen), Hals und Dekolleté auf. Waschen Sie das Ganze frühestens nach 15 Minuten mit klarem, lauwarmem Wasser ab.

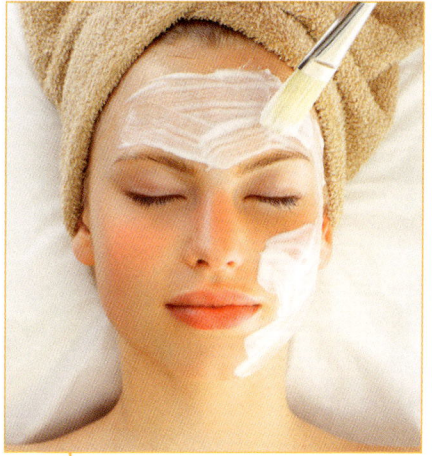

Diese Honig-Quark-Maske reinigt die Haut, macht sie zart und lässt insbesondere trockene, spröde Haut jünger aussehen.

Fallbeispiele

Brigitte H. aus Warendorf ist begeisterte Imkerin. Richtig schätzen gelernt hat sie die Heilkraft des Honigs bei einem ganz persönlichen Erlebnis:
„Ich hatte schon viel über die Heilkraft von Honig gehört, als ich mich vor einigen Jahren heftig verbrannte. Ich hatte die falsche Herdplatte angeschaltet und dies nicht bemerkt. Ich stützte mich also mit der flachen Hand auf die heiße Platte. Es dauerte ein paar Sekunden, bis ich den Schmerz spürte. Er war so stark, dass ich meine Hand wohl intuitiv nicht unter kaltes Wasser gehalten habe, sondern in ein großes Glas mit Honig. Ich habe die Hand etwa eine halbe Stunde lang in den Honig gehalten und habe mich dann später von meinem Mann zum Arzt fahren lassen. Der konnte nicht glauben, dass ich an diesem und an den folgenden Tagen weder größere Schmerzen verspürte und auf der geröteten Haut auch keine Brandblasen auftraten. Heilender Honig – ich weiß seit dem Unfall aus tiefster Erfahrung, was damit gemeint ist."

Peter M. aus Leverkusen berichtet über seine Erfahrungen mit dem Heilmittel Honig:
„Jahrelang bin ich zum Arzt gerannt, wenn ich eine Erkältung hatte. Meist half die verschriebene Arznei nicht – oft hatte sie Nebenwirkungen. Die verabreichten Antibiotika beispielsweise führten nur dazu, dass mein Verdauungssystem außer Kontrolle geriet – ein Arzt hat mir erklärt, dass bei der Einnahme von Antibiotika auch die darmfreundlichen, nützlichen Bakterien zerstört werden und damit das Verdauungssystem in Unordnung gerät. Irgendwann war ich es leid. War ich erkältet, aß ich fortan viel vitaminreiches Obst und trank zweimal täglich Honigmilch. Ich werde dadurch genauso schnell gesund wie mit den harten Medikamenten. Allerdings ganz ohne lästige Nebenwirkungen…"

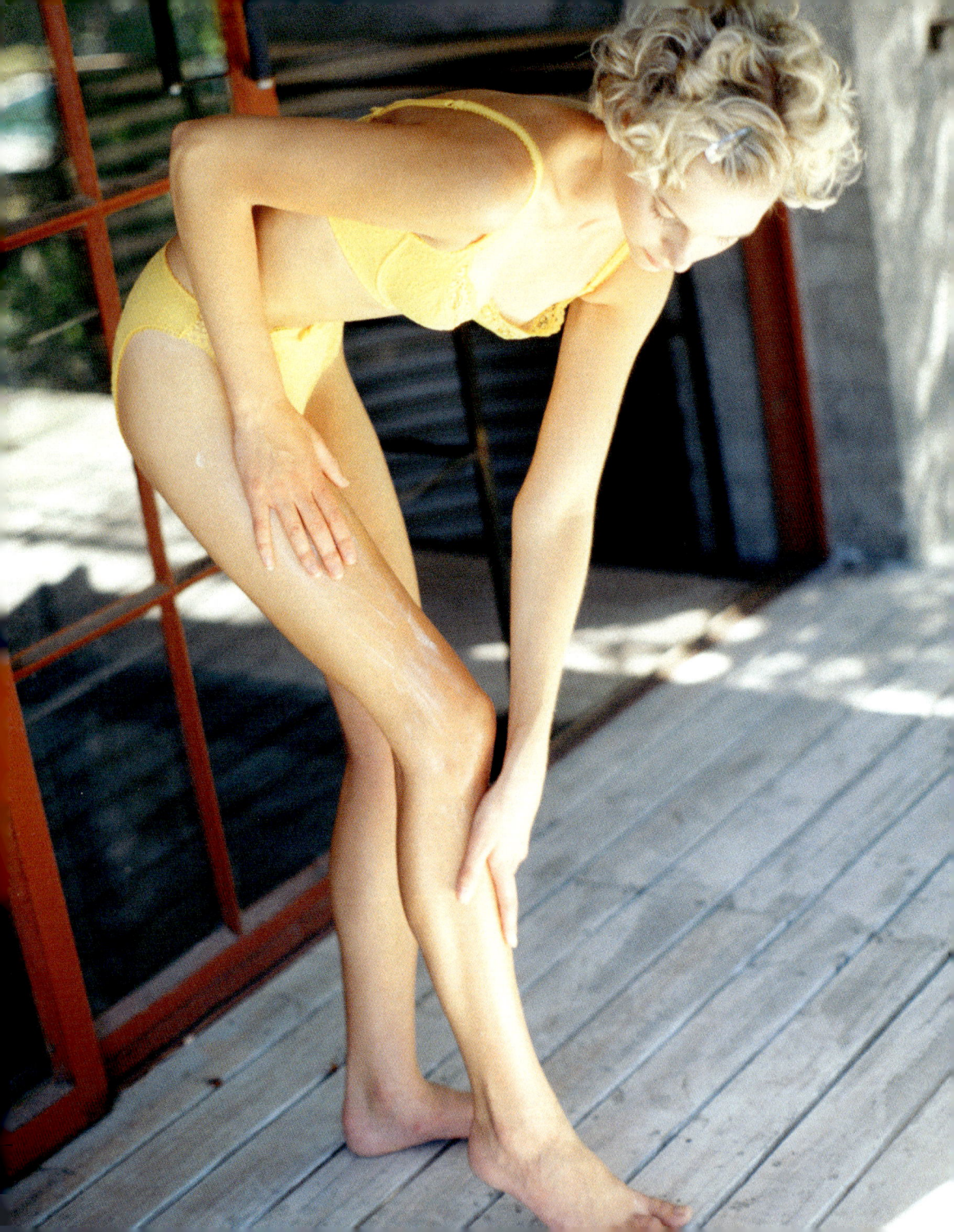

5 Bienenwachs – hautfreundliche Körperpflege

Bienenwachs in der Anwendung:
aus dem Vollen schöpfen

Bienenwachs ist ein Produkt, das Menschen seit alters her in den verschiedensten Lebensbereichen einsetzen. 3.000 vor Christus wurde Wachs zum Beispiel als Bindemittel zur Herstellung von Papyrus verwendet. Die alten Ägypter nutzten es wie Propolis zum Einbalsamieren ihrer toten Pharaonen und dichteten ihre Holzschiffe damit ab. Verwendet wurde es früher darüber hinaus zum Versiegeln von Öl- und Weinfässern, zum Wachsen von Möbeln, zum Konservieren von Obst und um Textilien wasserabweisend zu machen.

In jüngster Zeit ist die Bedeutung von Bienenwachs in unsere Alltag merklich zurückgegangen. Entweder wurde das Bienenprodukt durch Kunstwachs ersetzt oder andere, neu entwickelte Materialien nahmen die Funktion dieses Naturstoffes wahr. Dennoch hat Bienenwachs traditionell seinen festen Platz in unserem Leben. Es wird nach wie vor genutzt, um Atmosphäre in die eigenen vier Wände zu zaubern. Denn viele Menschen ziehen die duftenden Kerzen aus natürlichem Bienen-

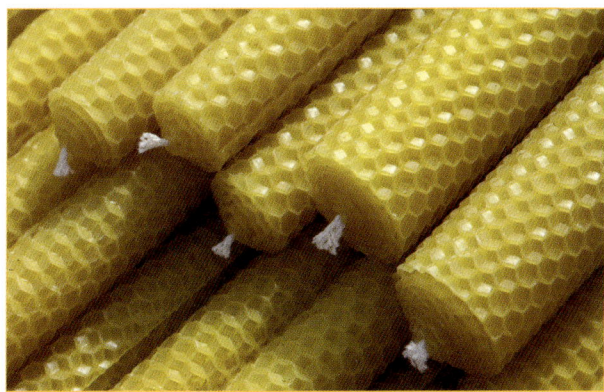

wachs denen aus Stearin und Paraffin vor. Darüber hinaus wird das natürliche, hochwertige Bienenerzeugnis zur Lederpflege, in der Möbelindustrie und als Überzugs- und Trennmittel für Süßigkeiten aus Gelatine eingesetzt.

Aufgrund seiner keimhemmenden und hautfreundlichen Eigenschaften liefert Wachs heute den Grundstoff für zahlreiche kosmetische und pharmazeutische Produkte. Bienenwachs steigert zum Beispiel die Wasserbindungsfähigkeit, das Aussehen und die Konsistenz von Cremes und schützt die Haut vor schädlichen Umwelteinflüssen.

Körperpflegeprodukte, die Bienenwachs enthalten können

♦ Hautschutzsalben und -emulsionen
♦ Body-Lotions
♦ Wind-und-Wetter-Cremes
♦ Wundschutzcremes für Babys und Kinder
♦ Rasiercremes
♦ Hornhautbalsam, Fußcremes
♦ Lippenstifte, Lipliner, Kajalstifte
♦ Seifen
♦ Styling-Sprays für Haare, Haarwachs und Shampoos
♦ Zahnseide

Die Wachsherstellung – für Bienen ein hartes Geschäft

Bienen produzieren Wachs in speziellen Drüsen, die an ihrem Hinterleib sitzen. In ihrem Bienenstock benutzen sie den Wachs zum Bau ihrer Waben und mischen ihm Propolis bei, um den Waben an bestimmten Stellen mehr Festigkeit zu verleihen. Bienenwachs besteht zu 65 Prozent aus Myricin, einem Gemisch aus Estern langkettiger Alkohole und Säuren. Daneben kommen Säuren, Alkohole, viele Duftstoffe und gesättigte Kohlenwasserstoffe in dem Bienenerzeugnis vor.

Die Wachsherstellung ist für die Bienen ein hartes Geschäft. Um ein Kilogramm Wachs herstellen zu können, benötigen sie fast zehn Kilogramm Honig.

6 Anhang

Literatur- und Quellenverzeichnis

Abd-Alla, M. S. et al.: Antimicrobial potency of royal jelly collected from queen cells at different larvae ages; in: Annals of Agricultural Science 40 (2), 1995

Al-Waili, N. S. et al.: The antimicrobial potential of honey from united arab emirates on some microbial isolates; in: Med. Sci. Monit. 11 (12), 2005

Al-Waili, N. S.: Intravenous and intrapulmonary administration of honey solution to healthy sheep; in: J. Med. Food 6 (3), 2003

Al-Waili, N. S.: Mixture of honey, beeswax and olive oil inhibits growth of staphylococcus aureus and candida albicans; in: Arch. Med. Res. 36 (1), 2005

Al-Waili, N. S.: Topical honey application vs. acyclovir for the treatment of recurrent herpes simplex lesions; in: Med. Sci. Monit. 10 (8), 2004

Banerjee, B.: Topical honey application vs. acyclovir for the treatment of recurrent herpes simplex lesions; in: Med. Sci. Monit. 12 (9), 2006

Barbier, M.; Bogdanovsky, D.: Isolation and identification of 24-methylenecholesterol from the larva of queen bees and from royal jelly; in: C. R. Seances Soc. Biol. Fil. 29, 1961

Basualdo, C. et al.: Comparison of the antibacterial activity of honey from different provenance against bacteria usually isolated from skin wounds; in: Vet. Microbiol. 124 (3 – 4), 2007

Berg, C.; Gensthaler, B. M.: Polnisch-Deutscher Apothekerkongress – Pharmazie über Grenzen hinweg; in: Pharmazeutische Zeitung 42, 2005

Botushanov, P. I. et al.: A clinical study of a silicate toothpaste with extract from propolis; in: Folia Med. 43 (1 – 2), 2001

Buck, A. C. et al.: Treatment of outflow tract obstruction due to benign prostatic hyperplasia with a pollen extract; in: Br. J. Urol. 66 (4), 1990

Busserolles, J. et al.: Substituting honey for refined carbohydrates protects rats from hypertriglyceridemic and prooxidative effects of fructose; in: J. Nutr. 132 (11), 2002

Cafarchia, C. et al.: Antifungal activity of abulia region propolis; in: Parassitologia. 41 (4), 1999

Carrasco-Legleu, C. E. et al: A single dose of caffeic acid phenethyl ester prevents initiation in a medium-term rat hepatocarinogenesis model; in: World J. Gastroenterol. 12 (42), 2006

Chen, C. N. et al.: Apoptosis of human melanoma cells induced by the novel compounds propolin A and propolin B from Taiwenese propolis; in: Cancer Lett. 245 (1 – 2), 2006

Cho, Y. T.: Studies on royal jelly and abnormal cholesterol and triglycerides; in: American Bee J. 117, 1977

Cremer, E.; Riedmann, M.: Identification of aromatic substances in honey seperated by gas chromatography; in: Z. Naturforsch. B. 19, 1964

Czarnecki, R. et al.: Hepatoprotective effect of flower pollen lipid extract in paracetamol-induced hepatotoxicity in mice; in: Folia Med. Cracov. 38 (3 – 4), 1997

Ehmann, H.: Gesundheit aus dem Bienenstock – Blütenpollen, Gelee Royale, Propolis, Honig; LebensBaum Verlag, 1998

Ferreres, F. et al.: Flavonoids from portuguese heather honey; in: Zeitschrift für Lebensmitteluntersuchung und -forschung 199 (1), 1994

Fitzpatrick, L. R. et al.: Caffeic acid phenethyl ester, an inhibitor of nuclear factor-kappaB, attenuates bacterial peptidoglycan polysaccharide-induces colitis in rats; in: J. Pharmacol. Exp. Ther. 299 (3), 2001

Forschungsanstalt ALP: Bienenprodukte und Gesundheit; in: ALP forum Nr. 41 d, 2006

Fujii, A. et al.: Augmentation of wound healing by royal jelly in streptozotocin-diabetic rats; in: Jpn. J. Pharmacol. 53 (3), 1990

Fuliang, H. U. et al.: Effects of propolis on blood glucose, blood lipid and free radicals in rats with diabetes mellitus; in: Pharmacol. Res. 51 (2), 2005

Gheldof, N. et al.: Identification and quantification of antioxidant components of honeys from various floral sources; in: Agric. Food Chem. 50 (21), 2002

Graf, B. A. et al.: Flavonols, flavones, flavanones, and human health – epidemiological evidence; in: J. Med. Food 8 (3), 2005

Gräfe, K. A.: Infektionen bei Kindern – Was Sie Eltern raten können; in: Pharmazeutische Zeitung 36/2005

Haffejee, I. E.; Moosa, A.: Honey in the treatment of infantile gastroenteritis; in: Br. Med. J. (Clin. Res. Ed.) 290 (6485), 1985

Hamburger, M.: Propolis – ein Naturprodukt gewinnt an Bedeutung; Teil 1 in: Deutsche Apitherapie-Zeitung 02/2001; Teil 2 in: Deutsche Apitherapie-Zeitung 03/2001

Henschler, D.: Identification of choline esters in biological material, especially acetylcholine in royal jelly of bee; in: Hoppe Seylers Z. Physiol. Chem. 305 (1), 1956

Hernuss, P. et al.: Pollen diet as an adjuvans of radiotherapy in gynecologic carcinomas; in: Strahlentherapie 150 (5), 1975

Holz, J.: Zur Wirksamkeit von Propoliszubereitungen bei Otitis externa des Hundes sowie Untersuchungen der antibakteriellen, antiviralen Aktivitäten von ethanolischen Propolisextrakten und deren Wirkung auf Zellkulturen; Dissertation an der Freien Universität Berlin, 1999

Inoue, S. et al: Royal jelly prolongs the life span of C3H/HeJ mice: correlation with reduced DNA damage; in: Exp. Gerontol. 38 (9), 2003

Ishiwata, H. et al.: Determination and confirmation of methyl phydroxybenzoate in royal jelly and other foods produced by the honey bee; in: Food Addit. Contam. 12 (2), 1995

Kajiwara, S. et al.: Effect of honey on the growth of and acid production by human intestinal bifidobacterium spp.; in: J. of Food Prot. 65 (1), 2002

Kamijo, T. et al.: Effect of cernitin pollen-extract on experimental nonbacterial prostatitis in rats; in: Prostate. 49 (2), 2001

Karpelowsky, J.; Allsopp, M.: Wound healing with honey; in: S. Afr. Med. J. 97 (5), 2007

Koya-Miyata, S. et al.: Identification of a collagen production-promoting factor from an extract of royal jelly and its possible mechanism; in: Biosci. Biotechnol. Biochem. 68 (4), 2004

Lampeitl, F.: Bienen halten; Ulmer-Verlag, 2006

Langner, E.; Schilcher, H.: Propolis – Qualität und Wirkungen von Propolis bzw. Propoliszubereitungen; in: Deutsche Apothekerzeitung 37, 1999

Ledon, N. et al.: Antipsoriatic, anti-inflammatory, and analgesic effects of an extract of red propolis; in: Zhongguo Yao Li Xue Bao 18 (3), 1997

Maiwald, L.: Honig – Genussmittel und Medikament; in: Deutsche Apitherapie-Zeitung 2/2000

Marquard, T. P. et al.: Studies on the occurrence of acetylcholine and diastase in the honey; in: Arzneimittelforschung 3 (9), 1953

Martos, I. et al.: Identification of flavonoid markers for the botanical origin of Eucalyptus honey; in: J. Agric. Food Chem. 48 (5), 2000

Matel, I. et al.: Results of using propolis in otorhinolaryngologic practice; II. internationales Symposium über Propolis, Bratislava, 1976

Mato, I. et al.: Significance of nonaromatic organic acids in honey; in: J. Food Prot. 66 (12), 2003

McGovern, D. P. et al.: Manuka honey against Helicobacter pylori; in: J. R. Soc. Med. 92 (8), 1999

Merfort, I.: Transkriptionsfaktor NF- B – zentraler Mediator im Immunsystem und bei Entzündungen; in: Pharmazeutische Zeitung 2/1999

Mishima, S. et al.: Royal jelly has estrogenic effects in vitro and in vivo; in: J. Ethnopharmacol. 101 (1 – 3), 2005

Molan, P. C.: Potential of honey in the treatment of wounds and burns; in: Am. J. Clin. Dermatol. 2 (1), 2001

Montoro, A. et al.: Assessment by cytogenetic analysis of the radioprotection properties of propolis extract; in: Radiat. Prot. Dosimetry. 115 (1 – 4), 2005

Morillas-Ruiz, J. M. et al.: Effects of polyphenolic antioxidants on exercise-induced oxidative stress; in: Clin. Nutr. 25 (3), 2006

Nagai, T. et al.: Antioxidant properties of enzymatic hydrolysates from royal jelly; in: J. Med. Food. 9 (3), 2006

Narita, Y. et al.: Royal jelly stimulates bone formation; in: Biosci. Biotechnol. Biochem. 70 (10), 2006

Nowottnick, K.: Propolis – Heilkraft aus dem Bienenvolk – Gewinnung, Anwendung, Rezepte; Stocker-Verlag, 2003

Okuda, H. et al.: Studies on insulin-like substances and inhibitory substances towards angiotiensin-converting enzyme in royal jelly; in: Honeybee Science 19, 1998

Orsolic, N. et al.: Effects of local administration of propolis and its polyphenolic compounds on tumor formation and growth; in: Biol. Pharm. Bull. 28 (10), 2005

Orsolic, N. et al.: Immunomodulatory and antimetastatic action of propolis and related polyphenolic compounds; in: J. Ethnopharmacol. 94 (2 – 3), 2004

Padmavathi, R. et al.: Therapeutic effect of paclitaxel and propolis on lipid peroxidation and antioxidant system in 7,12 dimethyl benz(a)anthracene-induced breast cancer in female Sprague Dawley rats; in: Life Sci. 78 (24), 2006

Pharmazeutische Zeitung: Mit Bienen gegen Krebs; Ausgabe 50, erschienen am 6.12.2004

Potschinkova, P.: Apitherapie – die Heilkraft von Honig und Co; Haug Sachbuch, 2007

Rohwedder, D.; Havsteen, B. H.: Propolis, der Stoff aus dem Gesundheit ist; BTV Taschenbuch Verlags GmbH, 1987

Rugendorff, E. W. et al.: Results of treatment with pollen extract in chronic prostatitis and prostatodynia; in: Br. J. Urol. 71 (4), 1993

Russo, A. et al.: Propolis protects human spermatozoa from DNA damage caused by benzo[a]pyrene and exogenous reactive oxygen species; in: Life Sci. 78 (13), 2006

Scheller, S. et al.: Free radical scavenging by ethanol extract of propolis: in: Int. J. Radiat. Biol. 57 (3), 1990

Schimazawa, M. et al.: Neuroprotection by brazilian green propolis against in vitro and in vivo ischemic neuronal damage; in: Evid. Based Complement Alternat. Med. 2 (2), 2005

Schramm, D. D. et al.: Honey with high levels of antioxidants can provide protection to healthy human subjects; in: J. Agric. Food Chem. 51 (6), 2003

Silici, S. et al.: Antifungal activities of propolis collected by different races of honeybees against yeasts isolated from patients with superficial mycoses; in: J. Pharmacol. Sci. 99 (1), 2005

Stangaciu, S.: Apitherapie und Prostata-Beschwerden; in: Deutsche Apitherapie Zeitung, 4/2000

Stangaciu, S.; Hartenstein, E.: Sanft heilen mit Bienenprodukten; Haug-Verlag, 2004

Stangaciu, S.; Schachtner, T.: Eigenschaften und medizinische Wirkungen von Propolis; in: Deutsche Apitherapie Zeitung 1/1999

Steinberg, D. et al.: Antibacterial effect of propolis and honey on oral bacteria; in: Am. J. Dent. 9 (6), 1996

Suchy, H.: Propolis in the treatment of trichomonas vaginitis; in: Wiad. Parazytol. 23 (5), 1977

Taniguchi, Y. et al.: Oral administration of royal jelly inhibits the development of atopic dermatitis-like skin lesions in NC/Nga mice; in: Int. Immunopharmacol. 3 (9), 2003

Taormina, P. J. et al.: Inhibitory activity of honey against foodborne pathogens as influenced by the presence of hydrogen peroxide and level of antioxidant power; in: Int. J. Food Microbiol. 69 (3), 2001

Uccusic, P.: Doktor Biene; Heyne Verlag, 2001

Vittek, J.: Effect of royal jelly on serum lipids in experimental animals and humans with atherosclerosis; in: Experientia. 51 (9 – 10), 1995

Vaz Coelho, L. G. et al.: Brazilian green propolis on helicobacter pylori infection; in: Helicobacter 12 (5), 2007

Voloshyn, O. I. et al.: The efficacy of flower pollen in patients with rheumatoid arthritis and concomitant diseases of the gastroduodenal and hepatobiliary systems; in: Lik. Sprava. 4, Juni 1998

Wojcicki, J. et al.: Effect of pollen extract on the development of experimental atherosclerosis in rabbits; in: Atherosclerosis 62 (1), 1986

Wu, Y. D.; Lou, Y. J.: A steroid fraction of chloroform extract from bee pollen of Brassica campestris induces apoptosis in human prostate cancer PC-3 cells; in: Phytother. Res., 21 (11), 2007

Xiang, D. et al.: Caffeic acid phenethyl ester induces growth arrest and apoptosis of colon cancer cells via the beta-catenin/T-cell factor signaling; in: Anticancer Drugs 17 (7), 2006

Yao, L. et al.: Quantitative high-performance liquid chromatography analyses of flavonoids in Australian Eucalyptus honeys; in: J. Agric. Food Chem. 52 (2), 2004

Zeina, B. et al.: The effects of honey on Leishmania parasites: an in vitro study; in: Trop. Doct. 27 (Suppl. 1), 1997

Zhou, J. et al.: Optimized determination method for trans-10-hydroxy-2-decenoic acid content in royal jelly by high-performance liquid chromatography with an internal standard; in: J. AOAC Int. 90 (1), 2007

Adressen

Deutscher Imkerbund

Haus des Imkers

Villiper Hauptstraße 3 | 53343 Wachtberg

Telefon: 0228 / 932920 | Fax: 0228 / 321009

Internet: www.deutscherimkerbund.de

E-Mail: deutscherimkerbund@ t-online.de

Deutscher Berufs- und Erwerbsimkerbund (DBIB)

Hofstattstraße 22a | 86919 Utting am Ammersee

Telefon: 08806 / 924509 | Fax: 08806 / 924972

Internet: www.berufsimker.de

E-Mail: verwaltung@berufsimker.de

VSWI | Verein Schweizer Wanderimker

CH- 3556 Trub

Internet: www.vswi.ch

E-Mail: vswi@apimedi.ch

ÖEIB | Österreichischer Erwerbsimkerbund

Wienblick 7 | A-2203 Manhartsbrunn

Internet: www.erwerbsimkerbund.at

E-Mail: erwerbsimkerbund@aon.at

Register

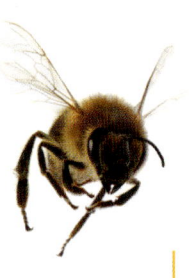

Honigsorten – süß und gesund

Je nach Klima, Boden und Pflanzenart unterscheiden sich Honigsorten in ihrer Zusammensetzung und damit auch in ihrer Wirkung auf den Menschen. Waldhonig ist im Vergleich zu vielen anderen Sorten zum Beispiel besonders mineralstoffreich. Das spiegelt sich sowohl in seinem Geruch und Geschmack wider, beeinflusst aber auch die gesundheitsfördernden Eigenschaften.

Welcher Honig hat nun welche Stärken? Antworten darauf finden Sie in der folgenden Tabelle:

Honigsorte	Hilfe bei
Akazienhonig	Erkältungen, Husten, Sodbrennen
Sommerblütenhonig	Antriebslosigkeit, Durchblutungsstörungen, Erkältungen, Leberbeschwerden, körperlicher Schwäche
Eukalyptus-, Salbei-, Thymian- und Weißtannenhonig	Atemwegserkrankungen aller Art
Fenchelhonig	Unruhe, Heiserkeit, Husten, Verdauungsstörungen
Heidehonig	Blasen- und Nierenbeschwerden
Kastanienhonig	Durchblutungsstörungen, Hämorrhoiden, körperlicher Schwäche
Kleehonig	Unruhe, Verdauungsbeschwerden
Lavendelhonig	Erkältungen, Kopfschmerzen, Nervosität, Stress
Lindenblütenhonig	Appetitlosigkeit, Erkältungskrankheiten, Husten, Nervosität
Löwenzahnhonig	Leber- und Gallenbeschwerden
Rapshonig	Kraftlosigkeit, Erkältungen
Waldhonig (Honigtauhonig)	Abwehrschwäche, Erkrankungen der Atemwege, Verdauungsprobleme
Weißdornhonig	Herzschwäche